外科学基础

主　编：周益伟　魏东庆

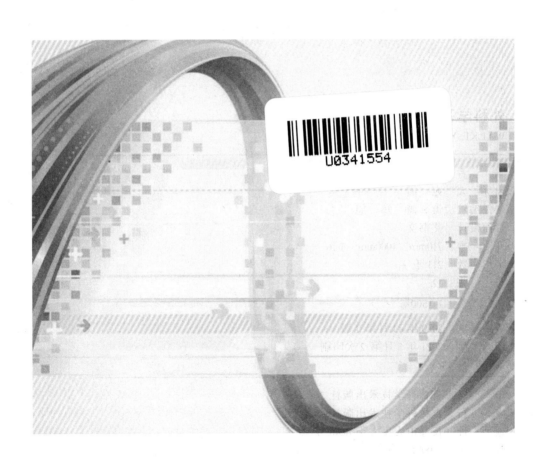

吉林科学技术出版社

图书在版编目(CIP)数据

外科学基础 / 周益伟, 魏东庆主编. --长春 : 吉林科学技术出版社, 2020.11

ISBN 978 - 7 - 5578 - 7673 - 9

Ⅰ. ①外… Ⅱ. ①周… ②魏… Ⅲ. ①外科学 Ⅳ. ①R6

中国版本图书馆 CIP 数据核字(2020)第 196576 号

外科学基础
WAI KE XUE JI CHU

编　　者	周益伟　魏东庆	
出 版 人	宛　霞	
责任编辑	孟　盟　郑　旭	
封面设计	艾书文	
开　　本	710mm×1000mm　1/16	
字　　数	211 千字	
印　　张	12	
印　　数	1-1500册	
版　　次	2020 年 11 月第 1 版	
印　　次	2021 年 5 月第 2 次印刷	

出　　版	吉林科学技术出版社
发　　行	吉林科学技术出版社
地　　址	长春市人民大街 4646 号
邮　　编	130021
电　　话	0431 - 81629507
印　　刷	保定市铭泰达印刷有限公司

书　　号　ISBN 978 -7 - 5578 - 7673 - 9
定　　价　50.00 元

>> 前　言

　　教材是学校教育教学的基本依据，是解决培养什么样的人、如何培养人以及为谁培养人这一根本问题的重要载体，直接关系到党的教育方针的有效落实和教育目标的全面实现。要培养高素质的优秀医药卫生人才，必须出版高质量、高水平的优秀精品教材。一直以来，教育部高度重视医学教材编制工作，要求以教材建设为抓手，大力推动医学课程和教学方法改革。

　　本书共十一章，主要包括绪论、无菌术、麻醉、体液代谢和酸碱平衡失调、输血、外科休克、疼痛治疗、损伤、外科重症监测治疗与复苏、外科感染和外科微创技术。本书注重把握培养方向，坚持以就业为导向、以能力为本位、以岗位需求为标准的原则，紧扣培养一线技能型、服务型高素质劳动者的目标进行编写，体现"工学结合"的人才培养模式。

　　本书在编写过程中参考了许多优秀文献，在此谨向这些文献的作者表达衷心的感谢。由于本人能力有限，书中难免会有不当之处，敬请广大读者不吝赐教。

编　者

2020年9月

>> 目 录

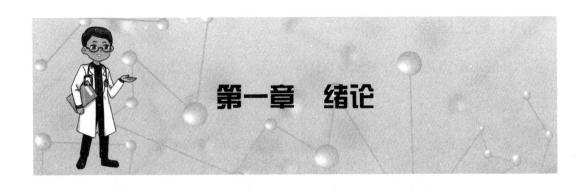

第一章　绪论

第一节　外科学的范畴

外科学是医学科学的一个重要组成部分。随着医学科学的发展，现代的外科医生不但能做手术，还要研究与外科疾病相关的基础理论，包括病因、病理、发病机制、诊断、治疗和预防等。现代外科的疾病分为 7 类。

一、损伤

由暴力或其他致伤因子引起的人体组织破坏或功能障碍，例如内脏破裂、骨折、烧伤等，多需要手术或其他外科处理，以修复组织和恢复功能。

二、感染

致病的微生物或寄生虫侵袭人体，导致组织、器官的损害、破坏，发生坏死形成脓肿，这类局限的感染病灶需要手术治疗。例如急性阑尾炎的阑尾切除术、肝脓肿的切开引流术，痈切开引流术等。

三、肿瘤

绝大多数的肿瘤需要手术处理。良性肿瘤切除有良好的疗效；对恶性肿瘤，手术能达到根治、延长生存时间或缓解症状的效果。

四、畸形

先天性畸形，如先天性心脏病、肛管直肠闭锁等，均需施行手术治疗；后天性畸形，如烧伤后瘢痕挛缩，也多需手术整复，以恢复功能和改善外观。

五、内分泌功能失调

如甲状腺功能亢进症等。

六、寄生虫病

如肝包虫病、脑包虫病、胆道蛔虫症等。

七、其他

常见的有器官梗阻，如肠梗阻、尿路梗阻等；血液循环障碍，如下肢静脉曲张、门静脉高压症等；结石形成，如胆石病、尿路结石等。

外科学与内科学的范畴是相对的。外科一般以手术或手法为主要疗法的疾病为对象，而内科一般以应用药物为主要疗法的疾病为对象。然而，外科疾病也不是都需要动手术，而是在一定的发展阶段才需要动手术。例如化脓性感染，在早期一般先用药物治疗，成脓后再行手术治疗。不仅如此，由于医学科学的进展，有的原来认为应当手术的疾病，现在可以改用非手术疗法治疗，例如大部分的尿路结石可以应用体外震波，使结石粉碎排出。有的原来不能施行手术的疾病，现在已开创了有效的手术疗法，例如大多数的先天性心脏病，可以用手术方法来纠正。特别是近年来，由于介入放射医学和内镜诊疗技术的迅速进展，外科与内科及其他专科更趋于交叉。所以，随着医学科学的发展和诊疗方法的改进，外科学的范畴将会不断地更新变化。

第二节　外科学的发展

外科学的历史和整个医学一样，是人们长期同疾病做斗争的经验总结，具体起源并不清楚。其进展则是由社会各个历史时期的生产和科学技术发展所决定的。

一、我国古代外科的发展

在周代（前11世纪中期—前256），外科已成为一门独立学科，外科医生称为"疡医"。东汉末年，杰出的医学家华佗（约145—208）擅长外科技术，使用麻沸汤为患者麻醉，进行死骨剔除术，并可剖腹行阑尾切除术等。隋代巢元方著《诸病源候论》（610）对癥瘕积聚、瘿瘤、丹毒、疔疮、痔漏、蛇兽咬伤有了系统论述，并叙及断肠吻合、手术采用丝线结扎血管等手术基本操作，还指出单纯性甲状腺肿的发生与地区的水质有关。明代是我国中医外科学的兴旺时代，陈实功著的《外科正宗》中对于急性乳房炎（乳痈）和乳癌（乳岩）也有较确切的描述。清代祁广生的《外科大成》等，完善了中医外科的系统理论，丰富了临床经验。高文晋的《外科图说》（1856）是一本以图释为主的中医外科学。

二、现代外科学的发展

现代外科学奠基于19世纪，随着当时工业和科学技术的崛起，西方外科学开始迅速发展。英王乔治三世在 1800 年特许成立伦敦皇家外科学院，1843 年维多利亚女王特许改为英国皇家外科学院。在 19 世纪，对人体器官结构解剖的认识进一步完善，麻醉、手术疼痛、伤口感染和止血、输血等问题先后得到解决，外科手术基本操作技术有了进一步的提高。

近 30 年来，随着超声、核素扫描、计算机体层成像（CT）、磁共振成像（MRI）、数字减影血管造影（DSA）、单光子发射计算机断层扫描（SPECT）、正电子发射断层显像（PET）等检查及影像的三维重建技术的发展，内镜和显微外科技术的发展，机器人手术等，使外科学发生了又一次质的飞跃。尤其是腔镜手术发展迅速，适用范围极其广泛，包括甲状腺全切术、甲状腺腺瘤摘除术、乳腺腺瘤摘除术、胸腔镜探查术、肺大泡破裂修补术、周围型肺癌切除术、胆囊切除术、肝囊肿引流术、配合胆道镜行胆总管探查术、阑尾切除术、辅助切除消化道肿瘤及肠管部分切除术、肾囊肿引流术、肾脏肿瘤切除术、膀胱肿瘤切除术、子宫肌瘤切除术、卵巢肿瘤切除术及腹外疝修补术等。

第三节　怎样学习外科学

一、树立良好的医德医风，坚持正确的学习方向

学习外科学的根本是为人的健康服务。要经常想到，医生的对象是患者，只有良好的医德、医风，才能发挥医术的作用。如果外科医生医疗思想不端正，工作粗疏，就会给患者带来痛苦，甚至严重地损害患者的健康。因此，学习外科学必须正确地处理服务与学习的关系，要善于在服务中学习，也就是要在全心全意地为患者服务的思想基础上学好本领，再转过来更好地为患者服务。

二、理论与实践相结合

外科学是一门实践性很强的学科。不同的外科病可以有相同的临床表现，而同一种外科病也可以临床表现不同。这就需要将所学到的基础理论在临床实践中去检验、深化和融合，并进一步指导临床诊治工作。

三、重视"三基"教育，加强基本技术操作训练

外科基本操作较多，只有拥有扎实的基础理论、基本知识、基本技能，外科医生才能正确地进行外科手术操作，包括准确地进行手术地切开、分离、止血、缝合、各种穿刺及导管的使用，以及准确地应用内镜及显微技术，并在反复实践中不断提高操作技术。只有这样，才能提高外科医生的诊治水平。

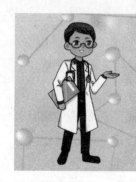

第二章　无菌术

无菌术（asepsis）是临床医学的一个基本操作规范。在人体和周围环境，普遍存在各种微生物。在手术、穿刺、插管、注射及换药等过程中，必须采取一系列严格措施，防止微生物通过接触、空气或飞沫进入伤口或组织，否则就可能引起感染。无菌术就是针对微生物及感染途径所制定的一系列操作规范。

灭菌（sterilization）是指杀灭一切活的微生物，包括芽孢。消毒（disinfection）则是指杀灭病原微生物和其他有害微生物，但并不要求清除或杀灭所有微生物。从临床角度，无论灭菌或消毒，都必须杀灭所有致病微生物，达到临床无菌术的要求。通常对应用于手术区域或伤口的物品按灭菌要求处理，即预先用物理或化学方法把相关物品上所有的微生物彻底消灭掉；病人的皮肤、手术人员手臂、某些特殊手术器械、手术室的空气等按消毒的标准进行处理，去除有害微生物。

无菌术的内容不仅涉及各种灭菌和消毒的方法，相关操作规则及管理制度非常重要。医务人员在医疗护理操作过程中，需遵循一套操作规程，保持无菌物品、无菌区域不被污染，防止病原微生物侵入人体。所有医护人员都必须自觉遵守、严格执行这些规则及制度，确保无菌术的实施。

第一节　手术器械、物品的灭菌、消毒法

一、高压蒸气灭菌法

这是目前医院内应用最多的灭菌法，效果很可靠。高压蒸气灭菌器分为下排气式和预真空式两种。下排气式灭菌器的式样很多，有手提式、卧式及立式等，但其基本结构和作用原理相同，均由一个有两层壁的耐高压的锅炉构成。蒸气进入灭菌室内，积聚而使压力增高，室内温度也随之升高。当高压蒸气达到一定的温度和时间，即能杀灭包括具有顽强抵抗力的细菌芽孢在内的一切微生物。

不少医院现已采用了更为先进的预真空式蒸气灭菌器。其特点是先抽吸灭菌器内的空气使其呈真空状态，然后由中心供气系统将蒸气直接输入灭菌室，这样可以保证

灭菌室内的蒸气分布均匀，整个灭菌过程所需时间可缩短，对物品的损害也更轻微（表 2-1）。

表 2-1　压力蒸气灭菌器灭菌参数

设备类别	物品类别	温度	所需最短时间	压力
下排气式	敷料	121℃	30 分钟	102.9 kPa
	器械	121℃	20 分钟	102.9 kPa
预真空	器械、敷料	132～134℃	4 分钟	205.8 kPa

高压蒸气法适用于大多数医用物品，包括手术器械、消毒衣巾及布类敷料等的灭菌。为保证高压灭菌的效果，使用过程有严格的规定：

1）灭菌包裹体积的上限为：长 40 cm，宽 30 cm，高 30 cm。

2）包扎不能过紧，不用绳扎。

3）灭菌室内不宜排得过密。下排气式蒸气灭菌器的装载量为柜室容积的 10%～80%，预真空式蒸气灭菌器的装载量为柜室容积的 5%～9%，以免妨碍蒸气透入，影响灭菌效果。

4）预置专用的包内及包外灭菌指示纸带，当压力及温度均达到灭菌要求时，特殊包内卡由无色变为黑色，包外指示带即出现黑色条纹。

5）已灭菌的物品应注明有效日期，通常为 2 周。

二、化学气体灭菌法

这类方法适用于不耐高温、湿热的医疗材料的灭菌，如电子仪器、光学仪器、内镜及其专用器械、心导管、导尿管及其他橡胶制品等物品。目前主要采用环氧乙烷气体灭菌法、过氧化氢等离子体低温灭菌法和甲醛蒸气灭菌法等。使用方法如下。

（一）环氧乙烷气体法

气体有效浓度为 450～1 200 mg/L，灭菌室内温度为 37～63℃，需持续 1～6 小时能达到灭菌要求。物品以专用纸袋密封后放入灭菌室，灭菌的有效期为半年。环氧乙烷法处理后残留气体的排放，不能采用自然挥发，而应设置专用的排气系统排放。

（二）过氧化氢等离子体低温法

该方法的原理是在灭菌设备内激发产生辉光放电，以过氧化氢为介质，形成低温等离子体，发挥灭菌作用。过氧化氢作用浓度为 >6 mg/L，温度为 45C～65℃，最短时间为 28～75 分钟。灭菌前物品应充分干燥。

三、煮沸法

此法适用于金属器械、玻璃制品及橡胶类物品。在水中煮沸至 100℃并持续 15～20 分钟，一般细菌即可被杀灭，但带芽孢的细菌至少需煮沸 1 小时才能被杀灭。该方法简单易行，效果肯定，在部分基层医疗单位或急救场合采用。为节省时间和保证灭菌质量，高原地区可采用压力锅作煮沸灭菌。压力锅内的蒸气压力可达到 127.5 kPa，锅内最高温度为 124℃左右，10 分钟即可达到灭菌效果。

四、药液浸泡法

锐利手术器械、内镜等还可以采用化学药液浸泡达到消毒目的。目前临床上大多采用 2% 中性戊二醛作为浸泡液，30 分钟达到消毒效果，灭菌时间为 10 小时。用于消毒的其他品种浸泡液包括 10% 甲醛、70% 酒精、1 : 1 000 苯扎溴铵和 1 : 1 000 氯己定等。

五、干热灭菌法

适用于耐热、不耐湿，蒸气或气体不能穿透物品的灭菌。如玻璃、粉剂、油剂等物品的灭菌。干热温度达到 160℃，最短灭菌时间为 2 小时，170℃为 1 小时，180℃为 30 分钟。

六、电离辐射法

属于工业化灭菌法，主要应用于无菌医疗耗材（如一次性注射器、丝线）和某些药品，常用 ^{60}Co 释放的 γ 射线或者加速器产生的电子射线起到灭菌作用。

第二节　手术人员和病人手术区域的准备

一、手术人员的术前准备

手术人员需要按照一定的规程进行术前准备，以保证手术在无菌条件下进行。

（一）一般准备

手术人员进入手术室前，先要换穿手术室准备的清洁鞋和衣裤，戴好帽子和口罩，帽子要盖住全部头发，口罩要盖住鼻孔；剪短指甲，并去除甲缘下的积垢；手或臂部有破损或有化脓性感染时，不能参加手术。

（二）外科手消毒

人体皮肤表面存在着微生物群落，一部分存在于皮肤皱褶和毛孔等深部，称为常居菌落，主要包括凝固酶阴性葡萄球菌、棒状杆菌类、丙酸菌属、不动杆菌等，不易被摩擦等方式清除；另一部分为皮肤表面的暂居菌，多是来自环境，松散附着于皮肤表面。手臂消毒法能清除皮肤表面几乎所有暂居菌，和少部分常居细菌。在手术过程中，深藏的常居菌可能逐渐移到皮肤表面。所以在手臂消毒后，还要戴上消毒橡胶手套和穿无菌手术衣，以防止这些细菌污染伤口。

手臂的消毒包括清洁和消毒两个步骤：先用皂液或洗手液，按"六步洗手法"彻底清洗手臂，去除表面各种污渍，然后用消毒剂作皮肤消毒。目前常用的手消毒剂有乙醇、异丙醇、氯己定、碘附等。消毒方法有刷洗法、冲洗法和免冲洗法。外科手消毒最常用的刷洗法，按一定顺序刷洗手臂 3 分钟，可达到外科手消毒标准。

传统的手臂消毒法有肥皂水刷洗、乙醇浸泡法，都需要 15 分钟才能完成，现在已很少使用。新型手消毒剂的出现使消毒过程逐渐简化。

（三）穿无菌手术衣和戴手套的方法

手臂消毒完成后，需要按无菌术的要求，穿上无菌手术衣，戴无菌手套。

二、病人手术区的准备

病人皮肤表面也存在着暂居菌和常居菌。这些细菌进入切开的组织，可能会导致感染。病人手术区准备的目的是清除手术切口处及其周围皮肤上的暂居菌，并抑制常居菌的移动，最大程度减少手术部位相关感染。

手术区域附近皮肤如果毛发浓密，可能影响显露和操作时，应于术前去除。手术前一日，健康状况允许的病人应沐浴。如皮肤上有较多油脂或胶布粘贴的残迹，可用汽油或松节油拭去。

除局部麻醉外，手术前皮肤消毒应在麻醉后进行，传统的皮肤消毒法是用 2.5%～3% 碘酊涂擦手术区，待其干燥后以 70% 酒精涂擦两遍，脱去碘酊。近年来，含活性碘或活性氯的专用皮肤消毒剂陆续问世并广泛用于临床，新型消毒剂对皮肤刺激性小，可长时间留在皮肤表面，消毒抑菌作用持久。

消毒规范：

1）涂擦消毒剂时，应由手术区中心部向四周涂擦。如为感染部位手术，或为肛门区手术，则应从手术区外周涂向感染处或会阴肛门处。已经接触污染部位的药液纱布，不应再返擦清洁处。

2）手术区皮肤消毒范围要包括手术切口周围 15 cm 的区域。如切口有延长的可能，应相应扩大皮肤消毒范围。不同手术部位的皮肤消毒范围可参见《外科实习医师手册》。

手术区消毒后，需铺设无菌布单，目的是除显露手术切口所必需的最小皮肤区以外，遮盖非手术区，尽量减少手术中的污染，为手术操作提供充分的无菌平面。除手术切开部位外，手术切口周围必须覆盖四层或四层以上无菌巾。铺巾原则是：先铺相对不洁区（如下腹部、会阴部），最后铺靠近操作者的一侧，并用布巾钳将交角夹住，防止其移动。无菌巾铺设完成，不可随便移动，如果位置不准确，只能由手术区向外移，不能由外向内移动。

第三节　手术进行中的无菌原则

在手术开始之际，手术器械物品均已灭菌消毒，手术人员完成手臂消毒、穿手术衣、戴手套，病人手术区也已消毒并覆盖无菌布单。这一切已为手术提供了一个无菌操作的环境。但是在手术过程中，如果没有一定的规章制度来保持这种无菌环境，则已经灭菌和消毒的物品或手术区域很有可能受到污染，以致引发伤口甚至深部感染。所有参加手术的人员都应该认真执行以下无菌操作规则。

1）手术人员穿无菌手术衣和戴无菌手套之后，个人的无菌空间为肩部以下、腰部以上的身前区（至腋中线）、双侧手臂。手术台及器械推车铺设无菌单后，台面范围也是无菌区。所有手术人员必须时时保持明确的意识，在操作过程中对无菌区域加以严格保护。手不能接触背部、腰部以下和肩部以上部位，这些区域属于有菌地带；同样，也不要接触手术台边缘以下的布单。如发生意外污染，需要立即更换或重新消毒。

2）不可在手术人员的背后传递手术器械或物品。坠落到无菌巾或手术台以外的器械物品，按污染处理。

3）手术中如果手套破损或接触到有菌地方，应更换无菌手套。如果前臂或肘部触碰到有菌地方，应更换无菌手术衣或加套无菌袖套。如果无菌巾、布单等已被浸湿，其无菌隔离作用已不再完整，应加盖干的无菌布单。

4）手术开始前要清点器械、敷料。手术结束时，检查胸、腹等体腔，待核对器械、敷料数无误后，才能关闭切口，以免异物遗留腔内，产生严重后果。

5）做皮肤切口及缝合皮肤之前，需用70%酒精再涂擦皮肤消毒一次。

6）切口边缘应以无菌大纱布垫遮盖。例如腹部手术在进腹后将无菌巾与腹膜缝合，保护腹壁切口。现已有工业化生产的切口保护装置问世，开腹后将切口保护器置入腹腔，其无菌薄膜外翻后即可覆盖整个切口，对切口有良好的保护作用。

7）切开空腔脏器之前，要先用纱布垫保护周围组织，以防止或减少污染。

8）在手术过程中，同侧手术人员如需调换位置，一人应先退一步，背对背地转身到达另一位置，以防触及对方背部非无菌区。

9）参观手术的人员不能太多，应与手术人员和无菌器械台保持 30 cm 以上的距离，尽量减少在手术间的走动。

10）手术进行时不应开窗通风或用电扇，室内空调机风口不能吹向手术台。

11）所有参加手术人员必须严格遵守无菌制度，人人应对无菌原则保持高度的责任感。对于可疑被污染的物品，一概按污染处理。

第四节 手术室的管理

手术室需要有严格的管理制度以保证其环境洁净，包括消毒、卫生制度，灭菌消毒物品的保存和监测，以及特殊感染病人所用器械物品的处理等。相关的规定及制度归纳如下。

一、手术室的建筑布局

应当遵循医院感染预防与控制的原则，做到布局合理、分区明确、标识清楚，符合功能流程合理和洁污区域分开的基本原则。手术室应设有工作人员出入通道、病人出入通道，物流做到洁污分开，流向合理。

二、进入手术室

工作人员严格遵守手术室各项制度，如更衣更鞋制度、参观制度，病人安全管理制度、查对制度、仪器设备使用制度等。

三、现代化的层流手术室

采用空气洁净技术对微生物污染采取程度不同的处理，不仅提供洁净的空气，而且能控制气流的流通方向，手术室内形成正压环境，使气流从洁净度高的手术区域流向洁净度低的区域，形成一个密闭的洁净环境。在门关闭后，室内的气压大于室外的气压，从而保证手术间内的洁净空气只向外排出，而室外的空气不会进入室内。开门使室内的正压降低，会有少量门外的空气进入室内，影响室内空气的洁净度。手术过程中尽量减少手术间的开门次数，严禁开门进行手术。

四、多个手术

一天内同一手术间有多个手术，安排时要遵循先做无菌手术后做污染手术的原则。乙型肝炎、梅毒、艾滋病等特殊传染病病人手术时应安排在无传染病病人之后。

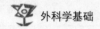

五、消毒

手术室的工作区域应当每 24 小时清洁消毒一次。如有连台手术，当天手术全部完毕后，应当对手术间及时进行清洁消毒处理。每周要对手术间进行彻底清扫一次，包括地面、墙面、顶部、仪器设备表面等。每月对参加手术者洗手后作手指细菌培养、手术室空气细菌培养，以及消毒物品的细菌培养。

六、特殊感染的消毒

气性坏疽、铜绿假单胞菌感染者术后，用 40% 甲醛 + 高锰酸钾熏蒸（每 100 m^3 用 40% 甲醛 200 mL + 高锰酸钾 100 g）。乙型肝炎、铜绿假单胞菌感染、开放性结核病人，所用手术器械先在 2 000 mg/L 有效氯溶液中浸泡 60 分钟，然后清洗、高压蒸气灭菌。引流物及引流瓶用 2 000 mg/L 有效氯溶液浸泡 60 分钟后倒入指定容器，由医院统一处理。用过的敷料打包后集中送洗衣房专缸处理。

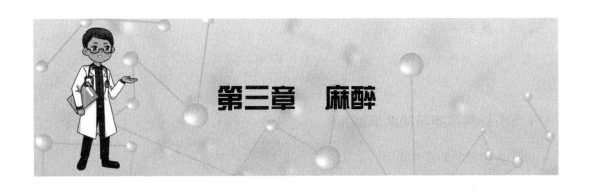

第三章　麻醉

第一节　概述

麻醉是人类在不断地与外伤和手术引起的疼痛进行斗争的实践中发展起来的学科，目前已成为临床镇痛的理论基础和重症救治的重要学科。

一、麻醉方法的分类

（一）全身麻醉（简称全麻）

麻醉药物作用于中枢神经系统，使周身都不会感到疼痛。

1. 吸入麻醉

麻醉药经口鼻进入，通过呼吸道达到肺泡内，再进入血液循环，最终使中枢神经系统受到抑制而产生麻醉状态。

2. 非吸入性麻醉

麻醉药由静脉、肌内注射或直肠灌注等方法进入体内，从而使中枢神经系统受到抑制。

（二）局部麻醉（简称局麻）

利用阻滞神经传导的药物使麻醉作用局限于躯体某一局部，使局部的痛觉消失，同时运动神经被阻滞，产生肌肉运动减弱或完全松弛。局部麻醉可分为表面麻醉、局部浸润麻醉、局部区域阻滞、神经及神经节阻滞。

（三）椎管内阻滞

属于局部麻醉，但因其操作特点、药物使用方法等方面有其特殊性，临床上将其单列为一种麻醉方法。椎管内阻滞包括蛛网膜下腔阻滞（包括鞍区麻醉）、硬脊膜外腔阻滞（包括骶管阻滞麻醉）。

（四）复合麻醉

复合麻醉又称平衡麻醉，是合并或配合使用不同药物或（和）方法施行麻醉的方法。

（五）针刺镇痛与辅助麻醉

根据中医针刺腧穴止痛的经验发展起来的一种特殊麻醉方法。

二、麻醉方法的选择

（一）充分估计患者的病情和一般情况

1）对病情重、一般情况差的患者，应选择对全身影响小、并发症少的麻醉方法，如针刺麻醉、局部麻醉等。

2）精神紧张、不能自控的患者，最好采用全身麻醉或做好基础麻醉下行局部麻醉。

3）对老年、小儿、孕产妇，麻醉方法选择应与一般患者有所不同。

4）对合并慢性疾病者，选择麻醉时，应根据具体情况酌情选定。

（二）根据手术需要

1）根据手术部位选择麻醉方法。

2）根据手术是否需要肌肉松弛进行选择。

3）根据手术创伤或刺激大小以及出血的多少进行选择。

4）根据手术时间的长短合理选择。

5）根据患者的体位是否影响呼吸和循环进行具体选择。

6）根据手术可能发生的意外进行对应选择。

（三）根据麻醉药和麻醉方法本身的特点

各种麻醉药和麻醉方法都有各自的特点和适应证、禁忌证。

（四）根据技术和经验原则

麻醉者的技术和经验原则上应先采用安全性较大的和比较容易操作的麻醉方法。

第二节　麻醉前准备与用药

一、麻醉前准备

（一）麻醉前评估

为了提高麻醉的安全性，麻醉前应仔细阅读病历，详细了解临床诊断、病史记录及相关检查。访视患者时，应询问手术麻醉史、吸烟史、药物过敏史及目前的药物治疗情况，重点掌握心、肺、肝、肾、中枢神经系统等主要脏器的功能状态，发现可能影响麻醉及手术危险性的异常情况，最后结合拟行的手术和麻醉方式。麻醉前的评估能全面分析和估计患者对麻醉和手术的耐受性和危险性，以便更充分地做好各项准备工作。美国麻醉医师协会（ASA）将病情分为 6 级（表 3-1），对病情的判断有重要参考价值。

表 3-1　ASA 病情分级和围手术期死亡率

分级	标准
I	体格健康，发育营养良好，各器官功能正常
II	除外科疾病外，有轻度并存疾病，功能代偿健全
III	并存疾病较严重，体力活动受限，但尚能应付日常活动
IV	并存疾病严重，丧失日常活动能力，经常面临生命威胁
V	无论手术与否，生命难以维持 24 h 的濒死患者
VI	确认为脑死亡，其器官拟用于器官移植手术供体

注：急症病例注明"急"或"E"，表示风险较择期手术增加

（二）纠正或改善病理生理状态

术前改善营养不良状态，血红蛋白≥80 g/L，血浆白蛋白≥30 g/L；纠正脱水、电解质紊乱、酸碱平衡失调。合并内科疾病，尤其是冠心病、糖尿病、高血压等应做相应处理，合并冠心病者，应注重心功能及疾病史和口服药物等；合并高血压者，血压最好控制在正常范围，收缩压低于 180 mmHg，舒张压低于 100 mmHg 较为安全；合并糖尿病者，择期手术前应控制空腹血糖不高于 8.3 mmol/L，尿糖低于（++），尿酮体阴性。麻醉医师应充分认识其病理生理改变，对其严重程度做出正确评价，必要时请内科专家协助诊治。

（三）心理方面的准备

术前访视患者时，应以消除患者对麻醉的顾虑，耐心解答患者疑问，满足患者无

痛、舒适、无不良记忆的要求。

（四）胃肠道准备

对于择期手术患者，术前应常规排空胃，防止围手术期间发生胃内容物反流、呕吐、误吸，及由此而导致的窒息和吸入性肺炎，成人术前禁食 6～8 h，婴儿禁乳 4～6 h。

（五）麻醉用品、设备及药品的准备

术前必备麻醉机、急救设备和药品。麻醉前，查对已准备好的设备、用具、药品等，核对患者基本信息、拟手术方式及术中用药。麻醉期间必须监测生命体征，如血压、心电图、脉搏和脉搏氧饱和度。

（六）知情同意

术前向患者和（或）其家属说明麻醉方式、围手术期可能发生的意外情况及并发症、手术前后的注意事项等，并签署知情同意书。

二、麻醉前用药

（一）麻醉前用药目的

1）消除患者对手术的恐惧和紧张情绪。
2）提高患者痛阈、缓解术前和麻醉操作的疼痛。
3）抑制呼吸道腺体的分泌。
4）抑制迷走神经反射，预防手术中发生呕吐、心律失常或心搏骤停的意外。

（二）常用麻醉前用药

1. 镇静催眠药

安定药、巴比妥类、苯二氮䓬类及吩噻嗪类药物均有镇静、催眠、抗焦虑及抗惊厥作用，并能预防局麻药的毒性反应。常用的有苯巴比妥钠、地西泮、异丙嗪等。

2. 镇痛药

阿片类药物能解除或减轻疼痛，并改变对疼痛的情绪反应。常用哌替啶和吗啡。哌替啶镇痛效能约为吗啡的 1/10，抑制呼吸和咳嗽反射较轻，对腺体分泌有弱的抑制作用，对平滑肌的收缩作用也弱，较少发生恶心呕吐。

3. 抗胆碱药

常用阿托品或东莨菪碱。抑制腺体分泌，便于保持呼吸道通畅，松弛胃肠平滑肌；较大剂量时抑制迷走神经反射。此外，阿托品有兴奋中枢的作用，东莨菪碱有抑制中枢的作用。

（三）麻醉前的特殊用药

根据不同的病情决定。如有过敏史者给地塞米松或苯海拉明，有支气管哮喘者给氨茶碱，有糖尿病者给胰岛素等。

（四）麻醉前用药选择

麻醉前用药应根据病情和麻醉方法确定用药的种类、剂量、给药途径和时间。手术前晚上可口服镇静催眠药，术日麻醉前半小时肌内注射镇静催眠药或安定药，剧痛患者加用镇痛药，全麻或椎管内麻醉患者加用抗胆碱药。

注意事项：

1）一般情况差、年老、体弱、恶病质、休克和甲状腺功能低下者，吗啡类及巴比妥类药剂量应酌情减少。

2）呼吸功能不全、颅内压升高或产妇应禁用吗啡等麻醉镇痛药。

3）体壮、剧痛、甲状腺功能亢进（简称甲亢）、高热及精神紧张者，镇痛及镇静药剂量均应递增。甲亢、高热、心动过速者应不用或少用抗胆碱药，必须用时可选用东莨菪碱。

4 小儿、迷走神经紧张型及使用硫喷妥钠、氟烷或椎管内麻醉时，抗胆碱药剂量应增大。

第三节 局部麻醉

局麻药暂时阻断某些周围神经的冲动传导，使受这些神经支配的相应区域产生麻醉作用，称为局部麻醉。局麻适用于较表浅、局限的中小型手术。

一、局麻药的分类

（一）按化学结构分类可分为两大类

1. 酯类

常用的酯类局麻药有普鲁卡因、丁卡因。

2. 酰胺类

有利多卡因、布比卡因和罗哌卡因。

（二）根据麻醉性能可分为 3 类

1. 麻醉效能弱和作用时间短

如普鲁卡因。

2.麻醉效能和作用时间中等

如利多卡因。

3.麻醉效能强和作用时间长

如布比卡因、丁卡因、罗哌卡因。

常用局麻药的药理作用及用量，如表3-2所示。

表3-2　常用的局麻药

局麻药	普鲁卡因	丁卡因	利多卡因	布比卡因	罗哌卡因
作用效能	1	16	4	16	16
毒性	低	中等	中等	高	中等
常用浓度					
脊麻	2～5	0.1～0.5	2～5	0.5～0.75	0.5～0.75
硬膜外	1～2	0.2～0.3	1～2	0.25～0.75	0.25～0.75
局部浸润	0.5～1	0.1	0.25～0.5	0.2～0.25	0.2～0.25
神经干阻滞	1～2	0.1～0.3	1～2	0.25～0.5	0.25～0.5
表面麻醉	0.5～1	2～4			
持续时间（min）	45	120～180	60～120	4～6	4～5
一次最大量（mg）	1 000	75	500	200	200

二、局麻药的不良反应与防治

（一）毒性反应

1.毒性反应

局麻药吸收入血后，当血药浓度超过一定阈值后会发生药物中毒反应，严重者可致死。

局麻药的全身效应以中枢神经系统和心血管系统反应最为重要。局麻药对中枢神经系统的毒性反应主要是抑制作用，但中枢神经系统的下行抑制系统神经元较兴奋系统神经元更容易被抑制，因此临床上常先出现兴奋现象，当剂量继续加大时则发生全面抑制。患者出现轻度毒性反应时，临床表现为惊恐不安、视物模糊、眩晕、多言、寒战、狂躁和定向障碍等症状。严重时则可神志消失，并出现面部和四肢肢端肌肉震颤。一旦发生抽搐或惊厥，则患者血压上升、心率加快，同时可因呼吸困难缺氧导致呼吸和循环衰竭而致死。

局麻药对心血管系统的作用主要也是抑制，早期血压上升、心率加快是中枢神经系统兴奋的结果。当血药浓度极高时，周围血管广泛扩张、房室传导阻滞、心率缓慢而心搏骤停。

（1）预防

1）麻醉前给巴比妥类药，有减轻局麻药中毒的功效。

2）严格控制局麻药剂量，不得超过一次使用最大量。

3）用最低有效浓度的局麻药。

4）局麻药中加用 1:200 000 肾上腺素，目的是延缓局麻药的吸收，延长麻醉时间。

5）采取边注射边回吸的用药方法，严防注入血管。

6）全身情况不良或在血运丰富区注药，应酌情减量。

（2）治疗

1）出现中枢兴奋或惊厥时，用苯巴比妥钠 0.1 g 肌内注射，或地西泮 10 mg 静脉注射，或用 2.5% 硫喷妥钠 3～5 mL 缓慢注射，可重复注射直到惊厥解除。必要时考虑用肌松剂以控制惊厥，同时施行气管内插管。

2）呼吸抑制者，用面罩吸高浓度氧或气管内插管行人工呼吸供氧。

3）心血管功能抑制者，应用血管活性药和静脉补液维持有效循环，加强血压、脉搏、心电图监测，做好心、肺、脑复苏的准备工作，一旦呼吸、心搏骤停，需及时抢救。

2. 过敏反应

过敏反应仅占局麻药不良反应的 1%。酯类发生机会较酰胺类多，酰胺类极罕见。

预防过敏反应可结合病史和药物过敏试验，发现患者对酯类局麻药如普鲁卡因有过敏可疑时可做酰胺类如利多卡因的药物过敏试验，在试验阴性基础上改用利多卡因。

三、局部麻醉方法和临床应用

（一）表面麻醉

1. 定义

局麻药直接与黏膜接触后，穿透黏膜作用于神经末梢而产生局麻作用。

2. 给药方法

常用方法有眼用滴入法，鼻用涂敷法，咽喉、气管用喷雾法，尿道用灌入法。为达到有效的麻醉，常需多次给药，一般 2～3 次，每次相隔 5 min。

3. 常用药物

常用 2%～4% 利多卡因、1%～2% 丁卡因。

4. 适应证

眼、耳鼻咽喉、气管、尿道等部位的黏膜麻醉。

5. 注意事项

不同部位应选择不同药物浓度，如角膜选用低浓度药物；气管和尿道黏膜吸收较快，须减少剂量。

（二）局部浸润麻醉

1. 定义

将局麻药注入手术区域的组织内，阻滞神经末梢而达到麻醉作用。

2. 常用药物

常用 0.5% 普鲁卡因或 0.25%～0.25% 利多卡因。如药液内含肾上腺素，其浓度可达 1:40 万。

3. 适应证

体表手术、内镜手术和介入性检查的麻醉。

4. 注意事项

注入组织内的药液要有一定容积，在组织内形成张力，以便借水压作用能与神经末梢广泛接触，从而增强麻醉效果；如用量较大，可能超过一次限量时，要降低药液浓度，如用 0.25% 普鲁卡因；每次注药前都要回抽，以免误注入血管内，或边注射边推进穿刺针；实质脏器和脑髓等并无痛觉，不要注药。

（三）区域阻滞麻醉

1. 定义

将局麻药注入手术区域的周围或底部，以阻滞进入手术区的神经支和神经末梢而达到麻醉作用。

2. 操作方法

将局麻药注射于待切除组织的周围、基底或根部。

3. 常用药物

常用 0.5% 普鲁卡因或 0.25%～0.5% 利多卡因。如药液内含肾上腺素，其浓度可达 1:40 万。

4. 适应证

皮下小囊肿切除，浅表小肿块活检，乳腺、舌、阴茎、带蒂肿瘤的手术。

（四）神经阻滞麻醉

将局麻药注射于神经干、神经丛、神经节的周围，阻滞其冲动传导，使受该神经支配的区域被麻醉，称为神经阻滞麻醉。常用神经阻滞有肋间、眶下、坐骨、指（趾）神经干阻滞，颈丛、臂丛神经丛阻滞，以及诊疗用的星状神经节和腰交感神经节阻滞等。

1. 颈神经丛阻滞

（1）操作方法

1）浅丛阻滞。在胸锁乳突肌后缘中点做一皮丘，与皮肤平面垂直进针达筋膜处，回抽无血即注入局麻药 5～10 mL。

2）颈深丛阻滞法。于胸锁乳突肌后缘中点进针，当穿刺针达第 3 或第 4 颈椎横突后，回抽无脑脊液或血液，即注入局麻药 10 mL。

（2）适应证

颈部手术的麻醉，颈部肿瘤或神经性疼痛治疗。

（3）并发症

膈神经阻滞可引起呼吸功能障碍；误入蛛网膜下腔引起全脊麻；局麻药毒性反应；喉返神经阻滞；颈交感神经阻滞导致霍纳综合征（即星状神经节被阻滞后出现的症候群，可见同侧瞳孔缩小、眼睑下垂、鼻黏膜充血和面部潮红等）；椎动脉损伤引起血肿。

2. 臂丛神经阻滞

（1）常用操作方法

1）间沟阻滞法。患者仰卧，前臂下垂，头转向对侧。在环状软骨（颈 6 脊神经）水平，胸锁乳突肌外侧触及前斜角肌，再往外可触到一凹陷，即为肌间沟。穿刺针向背、尾方向刺入，有穿破鞘膜感和异感出现，证明定位正确。回抽无脑脊液或血液后注入局麻药 15～25 mL（含肾上腺素 5 μg/ mL）。

2）锁骨上阻滞法。患者仰卧，双臂靠身平放，头转向对侧，肩下垫一小枕头。在锁骨中点上缘 1～1.5 cm 处进针，并向内、后、下方向缓慢推进。当触及第 1 肋骨或出现异感时，证明定位正确。固定穿刺针，回抽无血液后注入局麻药 20～30 mL（含肾上腺素 5 μg/mL）。

3）腋路阻滞法。患者仰卧，上臂外展 90°，前臂屈曲 90°。在腋窝部触及腋动脉搏动最明显处，穿刺针紧靠动脉上方向内、下方刺入。当有穿破筋膜感并出现异感，证明定位正确。固定穿刺针，回抽无血液后注入局麻药 30～40 mL（含肾上腺素 5 μg/mL）。

（2）适应证

肌间沟阻滞法适应于肩部和上臂的手术，对前臂及尺侧阻滞效果稍差。锁骨上阻滞法适应于上臂、前臂及手掌部手术。腋路阻滞法适应于前臂和手掌部手术。

（3）并发症

上述 3 种方法常见并发症为局麻药毒性反应。肌间沟径路和锁骨上径路还可出现膈神经麻痹、喉返神经麻痹和霍纳综合征。肌间沟径路如穿刺不当，药液误注入硬膜外腔可引起高位硬膜外阻滞，药液误注入蛛网膜下腔可引起全脊麻。锁骨上径路如穿刺不当则可发生气胸。

3. 肋间神经阻滞

（1）操作方法

患者侧卧或俯卧位，上肢外展，前臂上举。肋骨角位于距脊柱中线 6～8 cm 处；上面的肋骨角距中线较近，下面的离中线远些。摸清要阻滞神经所处的肋骨后，用左手食指将皮肤轻轻上拉，右手持 7 号针头连接注射器，在肋骨接近下缘处垂直刺入至触及肋骨骨质。松开左手，针头随皮肤下移。将针再向内刺入，滑过肋骨下缘后再深入 0.2～0.3 cm，回抽无血或空气后注入 1% 利多卡因 3～5 mL。腋后线注射法除穿刺点位置不同外，其余与此相同。

（2）并发症

气胸或药液误注入肋间血管或阻滞多根肋间神经、用药量过大和吸收过快而引起局麻药毒性反应。

4. 指（或趾）神经阻滞

（1）操作方法

1）指根部阻滞。针头在指根背侧部插入，向前滑过指骨至掌侧皮下，术者用手指抵于掌侧可感到针尖，此时后退 0.2～0.3 cm，注射 1% 利多卡因 1 mL。再将针退至恰在进针点皮下，注药 0.5 mL。手指另一侧如法注射。

2）掌骨间阻滞。针头自手背部插入掌骨间，直达掌面皮下。针头推进和拔出时，连续注射 1% 利多卡因 4～6 mL。

（2）并发症

指神经阻滞的局麻药内不可加肾上腺素，指根部阻滞时注药量不能太多，以免引起血管收缩或受压而致组织缺血、坏死。

第四节　椎管内麻醉

椎管内麻醉是一种常用的神经阻滞麻醉方法。根据局麻药注入腔隙的不同，分别称为蛛网膜下腔阻滞（简称腰麻）和硬膜外阻滞，统称椎管内麻醉。

一、椎管内阻滞作用的麻醉平面

脊神经被阻滞后，相应区域出现麻醉现象。感觉神经被阻滞后，即能阻断皮肤和肌肉的疼痛传导。交感神经被阻滞后，能减轻内脏牵拉反应。运动神经被阻滞后，又能引起肌肉松弛。由于神经纤维的粗细不同交感神经最先被阻滞，且阻滞平面一般要比感觉神经高 2～4 个节段；运动神经最晚被阻滞其阻滞平面比感觉神经低 1～4 个节段。感觉神经被阻滞后，可用针刺法测定皮肤痛觉消失的范围，其上、下界限称麻醉平面。根据脊神经在体表的分布，可以判断阻滞平面的高低（图 3-1）：骶部、股内侧及会阴部为骶神经分布；耻骨联合处为胸 12、腰 1 脊神经分布；脐部相当于胸 10 脊神经分布；季肋部为胸 8 脊神经分布；剑突为胸 6 脊神经分布；乳头连线为胸 4 脊神经分布；锁骨下部位为胸 2 脊神经分布；甲状软骨部位为颈 2 脊神经分布。

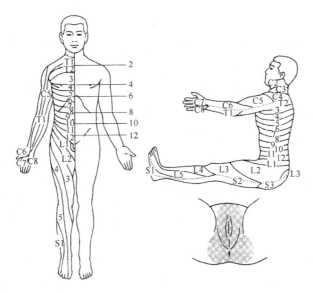

图 3-1　麻醉平面

二、椎管内麻醉对生理的影响

（一）对呼吸的影响

椎管内麻醉对呼吸的影响取决于阻滞平面的高度。当支配呼吸肌的运动神经不被阻滞或受阻滞程度很轻微时，对呼吸不产生严重影响。

（二）对循环的影响

椎管内麻醉时，由于交感神经被阻滞，引起小动脉舒张使周围阻力降低，静脉扩张使静脉系统内血容量增加，故回心血量减少、心排血量下降而可能引发低血压。此外，由于交感神经被阻滞，迷走神经兴奋性增强，可使心率减慢。当高平面阻滞而使心加速神经被阻滞，则可引起心动过缓。

（三）对其他系统的影响

椎管内麻醉时迷走神经功能亢进，胃肠蠕动增加，容易诱发恶心、呕吐，对肝、肾功能可无明显影响。骶神经阻滞后易发生尿潴留。

三、椎管内麻醉的方法和临床应用

（一）蛛网膜下腔阻滞

将局麻药注入蛛网膜下腔，作用于脊神经根而使相应部位产生麻醉作用的方法称为蛛网膜下腔阻滞。习惯上称为脊椎麻醉，简称腰麻。

1. 操作方法

成人一般选第 3、第 4 腰椎间隙，根据情况也可上移或下移一个间隙作为穿刺点。间隙的定位，可在两侧髂嵴之间作一连线，此线与脊柱相交处即为第 4 腰椎棘突或第 3、第 4 腰椎棘突间隙。腰椎穿刺术必须在严格无菌条件下进行。穿刺时患者取侧卧位，两膝弯曲，大腿向腹壁靠拢，头则向胸部屈曲，以便腰背部尽量向后弯曲，使棘突间隙张开，以利于穿刺。摸清棘突间隙后，用 0.5%～1% 普鲁卡因在间隙正中做皮丘，并在皮下组织和棘间韧带内作浸润。腰椎穿刺针刺过皮丘后，进针方向应与患者背部垂直，并仔细体会进针时的阻力变化。当针穿过黄韧带时，常有明显落空感；再进针刺破硬脊膜和蛛网膜，又可有第 2 个落空感。拔出针芯有脑脊液自针内流出，即表示穿刺成功。有些患者脑脊液压力较低，穿刺后无脑脊液流出或流出不畅，可由助手压迫患者的颈静脉，以升高脑脊液压力使其畅流。确证后将装有局麻药的注射器与穿刺针衔接，注入药液后将穿刺针连同注射器一起拔出。（如图 3-2）

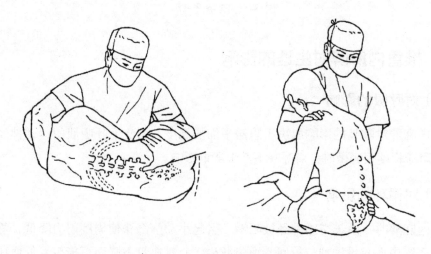

图 3-2　蛛网膜下阻滞操作方法

2. 注意事项

有时针已穿入蛛网膜下腔，但无脑脊液流出或流得很慢，是因为针孔贴在马尾或其他组织上，此时可将针头转动，脑脊液即可畅流；进针时不能用力过猛，以防止刺破椎管内静脉从而出血，或刺到椎管对侧的骨膜时感到很硬，针不能前进，亦无脑脊液流出，证明是穿刺过深；穿刺困难者可改换间隙或改换体位（坐位）；调整体位来达到所需的平面，一般于注药后约 20 min 平面即"固定"。

3. 影响腰麻平面的因素

（1）脊柱长度

在相同条件下，脊柱越长，阻滞平面越低。

（2）麻醉药溶液比重和患者体位

患者头低位时，重比重溶液阻滞平面较高，而轻比重溶液阻滞平面较低。

（3）麻醉药的剂量、容积

在相同容积时，剂量越大，阻滞范围越广；相同剂量时，容量越大，阻滞范围越窄。

（4）穿刺部位

穿刺部位高者，药物容易向头方向扩散，阻滞平面较高。

（5）注药时针头斜面方向及注药速度

斜面向头时注药速度越快，麻醉平面越高。

4. 常用药物

常用的腰麻药物有普鲁卡因、丁卡因、布比卡因及利多卡因。因手术时所需要采用的体位及时间长短不同，可选用轻比重或重比重及作用时间长短不同的局麻药。

5. 适应证

下腹部、盆腔、下肢、肛门及会阴部位的手术；单纯肾切除术需用折刀式侧卧位，腰椎间盘切除术需用头足低、腰背突出的俯卧位者，轻比重腰麻有其突出优点。

6. 禁忌证

中枢神经系统疾病，如脊髓、脊神经根病变和马尾综合征、脑脊膜膨出等；感染，如败血症、穿刺部位感染、曾患过化脓性脑膜炎、粘连性蛛网膜炎、病毒感染等；脊柱疾病，如脊柱外伤和畸形、脊柱结核、类风湿脊柱强直；急性低血容量性休克、血红蛋白 <60 g/L 及其他原因引起的休克患者；心血管疾病患者，心血管功能低下；严重腰背疼痛患者；不合作的小儿及精神病患者。

7. 并发症及其处理

（1）术中并发症

1）低血压。原因为麻醉平面过高（超过第4胸椎），致交感神经广泛阻滞、血管扩张、回心血量减少。处理方法为：局部浸润时局麻药中加入麻黄素15～30 mg；穿刺前或蛛网膜下腔注药后立即开放静脉，快速输液 200～300 mL，必要时也可用血管收缩药。

2）恶心、呕吐。原因为麻醉平面升高，导致血压下降、肋间肌部分麻痹而出现呼吸抑制、一过性脑缺氧，以及麻醉药不纯或其他原因引起的化学性刺激。处理方法为：加快输液使血压回升，面罩吸氧，以及给氟哌利多 2.5 mg。

（2）术后并发症

1）头痛。原因为脑脊液漏出引起颅内低压、化学性刺激等。处理方法为：采用细针穿刺，硬膜外注入 5% 葡萄糖液 10～25 mL，输液以增加脑脊液的生成，对症治疗（包括平卧、针灸疗法及镇痛药）。

2）尿潴留。原因为膀胱麻痹致过度胀满、手术刺激、不习惯卧位排尿。处理方法为：去除手术刺激，改变排尿体位；较长时间手术应术前留置导尿管，以免发生膀胱无力；针灸治疗；发生膀胱无力时，可留置导尿管进行潮式引流，约 1 周后膀胱收缩功能恢复再拔除导尿管。

3）腰背痛。可能与穿刺损伤有关，应尽量避免反复穿刺。

（二）硬膜外腔阻滞

将局麻药注射到硬脊膜外腔，使部分脊神经的传导功能受到阻滞的麻醉方法称为硬脊膜外腔阻滞，又称为硬膜外阻滞或硬膜外麻醉。分为单次法和连续法两种，一般都用连续法。

1. 临床操作方法

硬膜外穿刺术和腰椎穿刺术相似，也有直入法和侧入法两种。除穿刺间隙的选择不同外，体位、进针部位和针所经过的层次均相同，仅硬膜外穿刺在针尖通过黄韧带后即须停止前进。又因硬膜外阻滞采用连续法，故需用16G或18G的特制硬膜外穿刺针，针的尖端呈勺状，以便导管通过时能成直角改变方向。硬膜外穿刺成功的关键是不能刺破硬脊膜，故特别强调针尖刺破黄韧带时的感觉，并采用一些客观的测试方法。下面介绍两种常用方法。

1）阻力消失法：针在穿刺过程中开始阻力较小，当抵达黄韧带时阻力增大，并有韧性感。这时可将针芯取下，接上内盛生理盐水留一小气泡的2 mL或5 mL注射器，推动注射器芯，有回弹感觉，小气泡被压小。此后边进针边推动注射器芯试探阻力，一旦突破黄韧带时阻力消失，并有落空感，小气泡也不再缩小，回抽注射器芯如无脑脊液流出，表示针尖已在硬膜外腔。

2）毛细管负压法：穿刺针抵达黄韧带后，同阻力消失法，先用盛有生理盐水和小气泡的注射器试验阻力，然后取下注射器，在针蒂上连接盛有液体的玻璃接管，继续缓慢进针，当针进入硬膜外腔时，除有落空感外，管内液体被吸入，此即硬膜外腔特有的负压现象。（图3-3）

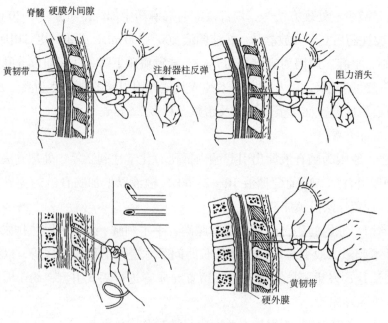

图3-3　硬膜外负压实验及置管

2. 硬膜外阻滞穿刺部位

硬膜外阻滞穿刺的部位如表 3-3 所示。

表 3-3 硬膜外阻滞穿刺部位

手术部位	手术名称	穿刺棘突间隙（插管方向）
颈部	甲状腺、颈淋巴系手术	$C_{5\sim6}$ 或 $C_{6\sim7}$（向头）
上肢	双侧手术、断肢再植术	$C_7\sim T_1$（向头）
胸壁	乳房手术	$T_{4\sim5}$（向头）
上腹部	胃、胆囊、脾、肝、胰腺等手术	$T_{8\sim9}$（向头）
中腹部	小肠手术	$T_{9\sim10}$（向头）
腰部	肾、肾上腺、输尿管上段手术	$T_{10\sim11}$（向头）
下腹部	阑尾手术	$T_{11\sim12}$（向头）
盆腔	子宫、直肠等手术	$T_{12}\sim L_1$，$L_{4\sim5}$（向头）双管
腹股沟区	腹股沟疝、髋关节等手术	$L_{1\sim2}$（向头）
下肢	大腿手术	$L_{2\sim3}$（向头）
	小腿手术	$L_{3\sim4}$（向头）
会阴	肛门、会阴部手术	$L_{3\sim4}$（向头）或椎管阻滞

3. 注药方法

（1）试验剂量

为了确证导管在硬膜外腔，避免发生"全脊麻"，应常规注入"试验剂量"。常用起效快、时效短的局麻药。药量应相当或稍小于腰麻剂量，常用 2% 利多卡因 2~4 mL，注药后应密切观察生命体征。5 min 后未出现腰麻症状如下肢麻痹，且在相应部位出现感觉或痛觉减退，表明导管位置正确。

（2）追加剂量

在试验剂量后，并已开始静脉输液，方可注入。追加量的大小因人而异。若试验剂量注入后 5 min 体表相应部位即有明确的痛觉减退，说明所需药量较小；如出现完全无痛区域，则所需药量极低。一般用量为试验剂量的 2~3 倍。注药后 10~15 min 出现痛觉消失和肌肉松弛，此时血压亦有不同程度的降低。

（3）维持量

麻醉作用将消失时应注入维持量。维持量约为初量（试验量＋追加量）的 1/2~2/3。

4. 影响硬膜外阻滞范围、起效和时效的因素

（1）穿刺部位

在相同条件下颈、胸部的阻滞范围较腰、骶部宽，可能与硬膜外容积及脊神经根的粗细有关。

（2）局麻药的容积

在有效浓度范围内，容积越大，阻滞平面越广。一般阻滞一对脊神经需要局麻药约为 1.6 mL。

（3）年龄

在阻滞平面相同时老年人所需药量可减少 50%。此可能与老年人椎间孔狭窄或闭锁有关。

（4）妊娠

在阻滞平面相同时，妊娠者所需药量可减少 30%。

（5）注射速度

对阻滞范围无明显影响。过快可使硬膜外压力升高，有引起头痛、颅内压增高及脊髓缺血的危险。

（6）体位

对阻滞范围有轻度影响。侧卧位注药时下侧阻滞平面相对高。

5. 并发症及处理

（1）穿破蛛网膜

意外穿破蛛网膜概率极低，大多数皆因初学者操作不当所致。如果病情允许，可在腰麻下手术。若穿刺部位较高或需术后镇痛者，可改为上一间隙重新穿刺，并向上置管。但硬膜外用药应减量，并有发生腰麻的可能，应密切观察，以改全麻最为安全。

（2）全脊麻

大量局麻药进入蛛网膜下腔，全部脊神经甚至脑神经都被阻滞称为全脊麻。主要表现为呼吸抑制或呼吸麻痹、心动过缓和血压下降，严重者可发生呼吸、心搏骤停。但如能及时发现并立即进行人工呼吸，常可避免严重后果。应严格操作规程，不能省略"试验剂量"。

（3）局麻药毒性反应

硬膜外血管丰富，吸收局麻药快，或直接注入血管内，都可引起毒性反应。如在注药过程中出现眩晕、耳鸣、舌麻等症状，多系血管内注药，应立即停止注药，并将导管退离血管，必要时静注地西泮。

（4）直接脊髓损伤

穿刺触及脊髓时，患者肢体有电击样异感。轻者数分钟后消失，可继续硬膜外麻醉；重者异感持续不退，应放弃阻滞麻醉，以免加重神经后遗症，并立即静脉滴注氢化可的松 100 mg，持续 3 d，或可减轻后遗症的程度。

（5）导管折断

断端在椎管外组织内时并不难取出，留在硬膜外腔时并不一定需要取出，但应观察是否有神经症状。因此，术前应仔细检查导管质量，对于拔管困难者可 2 d 后再拔出。

（6）感染

穿刺部位及硬膜外间隙感染非常罕见，但若发生，可引起硬膜外脓肿，压迫脊髓而产生严重的神经症状或截瘫。应严格无菌操作规程，避免感染发生。

（7）硬膜外血肿

穿刺和置管都可能损伤硬膜外的血管而引起出血，但一般都不致引起严重后果。如遇血液由穿刺针或导管流出，可以生理盐水 10 mL 冲洗，多可停止或缓解。但有凝血障碍者，有发生硬膜外血肿的危险。术后应注意下肢运动的恢复，如怀疑有硬膜外血肿者，应尽早确诊，于 24 h 内手术，多可恢复神经功能。

6. 适应证

常用于腹部、腰部、盆腔及下肢的手术，不仅不受手术时间的限制，而且可用于术后镇痛；也可用于颈部、上肢及胸壁的手术，但操作技术要求较高，麻醉管理也较复杂。

7. 禁忌证

不适用于不能合作者、穿刺部位有感染者、有凝血障碍者、有中枢神经系统疾病和颅内压升高者、严重低血容量者。

（三）骶管阻滞

经骶骨孔穿刺注入局麻药达到骶神经阻滞的方法称为骶管阻滞。

1. 穿刺方法

患者取俯卧位或侧卧位。先以手指触及尾骨顶端，在尾骨顶端上 3～4 cm 处有一凹陷点，即为骶管裂孔。该点的两旁为骶角，并与左、右髂后上棘形成等边三角形。在骶管裂孔处局部浸润后，穿刺针与皮肤呈 75° 角刺入。当穿破覆盖于骶骨孔的骶尾韧带时有明显的落空感，再改为 20°～30° 角向前推进，即可进入骶管。以玻璃注射器回抽无血液或脑脊液，注入空气无阻力后，将 5 mL 试验量局麻药注入，观察 5 min，确认不在血管内或蛛网膜下腔中，即可缓慢注入全量麻醉药。

2. 常用局麻药

含 1∶200 000 肾上腺素的 2% 普鲁卡因、1.5% 利多卡因或 0.5% 布比卡因，麻醉时间分别可持续 1～1.5 h、1.5～2 h、4～6 h。成人用药量一般为 20 mL。

3. 并发症

骶管内有丰富的静脉丛，容易导致局麻药毒性反应。如果穿刺针过深，进入硬膜囊内，则药液进入蛛网膜下腔，发生全脊麻。术后尿潴留也较常见。

4. 适应证

主要适用于肛门、直肠和会阴部手术。

5. 禁忌证

穿刺点感染和骶骨畸形为禁忌证。

第五节　全身麻醉

麻醉药经吸入、静脉、肌肉或直肠灌注等途径进入体内，使患者意识丧失，周身不会感到疼痛，神经反射及肌肉活动都会受到不同程度的抑制，这种麻醉方法称为全身麻醉（简称全麻）。

一、吸入麻醉药物

吸入麻醉药是指经呼吸道吸入人体内并产生全身麻醉作用的药物。一般用于全身麻醉的维持，有时也用于麻醉诱导。

（一）氧化亚氮（N_2O，又称笑气）

氧化亚氮为麻醉性能较弱的气体麻醉药，常与其他全麻药复合应用于麻醉维持，吸入浓度为50%～70%。吸入50% N_2O有一定镇痛作用，可用于牙科或产科镇痛。麻醉时必须维持吸入氧浓度（FiO_2）>30%，以免发生低氧血症，但在麻醉恢复期仍有发生弥散性缺氧的可能。麻醉结束由吸入N_2O改为吸入空气时，血液中的N_2O迅速弥散到肺泡，使肺泡氧浓度降低而导致缺氧。因此，停止吸N_2O后应吸纯氧5～10 min。N_2O几乎全部以原形由呼吸道排出，对肝、肾功能无明显影响；但N_2O可使体内封闭腔（如中耳、肠腔等）内压升高，因此肠梗阻者不宜应用。

（二）恩氟烷（安氟醚）

恩氟烷麻醉性能较强，可用于麻醉诱导和维持。在麻醉诱导的短时间内，吸入浓度可达4%，麻醉维持期的常用吸入浓度为0.5%～2%。恩氟烷可使眼压降低，对眼部手术有利。因深麻醉时脑电图显示癫痫样发作，临床表现为面部及肌肉抽搐，因此有癫痫病史者应慎用。

（三）异氟烷（异氟醚）

异氟烷麻醉性能强，可用于麻醉诱导和维持。以面罩吸入诱导时，因有刺激味，易引起患者呛咳和屏气，尤其是儿童难以耐受，使麻醉诱导减慢。因此，常在静脉诱导后以吸入异氟烷维持麻醉，常用吸入浓度为0.5%～2%。麻醉维持时易保持循环功能稳定，停药后苏醒较快（10～15 min）。因其对心肌力抑制轻微，对外周血管扩张明显，因而可用于控制性降压。

（四）七氟烷（七氟醚）

七氟烷麻醉性能较强，用于麻醉诱导和维持。用面罩诱导，吸入浓度为4.5%，加70% N_2O，呼吸数次即可使患者神志丧失，平均诱导时间为10 min。诱导平稳，呛咳和屏气的发生率很低。维持麻醉浓度为 1.5%～2.5% 时循环功能稳定。麻醉后患者迅速苏醒，苏醒时间成人平均为 10 min，小儿平均为 8.6 min。苏醒过程平稳，恶心和呕吐的发生率低，但七氟烷在钠石灰中和温度升高时可发生分解。

（五）地氟烷（地氟醚）

地氟烷麻醉性能较弱，用于麻醉诱导和维持，麻醉诱导和苏醒都非常迅速。可单独以面罩诱导，浓度 <6% 时呛咳和屏气的发生率低；浓度 >7% 时可引起呛咳、屏气、分泌物增多，甚至发生喉痉挛；吸入浓度达 12%～15% 时，不用其他骨骼肌松弛药即可行气管内插管。该药物不增加心肌对外源性儿茶酚胺的敏感性，对心脏手术或心脏病患者行非心脏手术的麻醉更为有利。它也适用于门诊手术患者的麻醉，而且恶心、呕吐的发生率明显低于其他吸入麻醉药，但使用时需要特殊的蒸发器，价格也较贵。

（六）氟烷

氟烷麻醉性能强，可用于麻醉的诱导和维持。吸入 1% 浓度，约 5 min 后患者神志即丧失。麻醉维持期常用吸入浓度为 0.5%～2%，一般与 N_2O 复合应用。对呼吸道无刺激性，不增加呼吸道分泌物，可松弛支气管平滑肌。浅麻醉时即有呼吸抑制，但能维持正常通气量。麻醉加深时呼吸抑制更明显，应行辅助呼吸。氟烷有明显的扩张血管的作用，且能直接抑制心肌和阻滞交感神经节。麻醉稍深，呈现血压下降和心动过缓，故可用于控制性降压，以减少手术的出血。氟烷能增强心肌对儿茶酚胺的敏感性，若和肾上腺素合用会引起心律失常。氟烷有强力子宫松弛作用，能增加产后出血的危险。对肝脏有毒性，可间接或直接导致肝细胞坏死，可能为代谢产物三氟乙酸的毒性作用或通过免疫抑制所致。

二、静脉麻醉药

经静脉注射进入体内，通过血液循环作用于中枢神经系统而产生全身麻醉作用的药物，称为静脉麻醉药。其优点为诱导快，对呼吸道无刺激，无环境污染，使用时无须特殊设备。

（一）硫喷妥钠

硫喷妥钠为超短效巴比妥类静脉全麻药。硫喷妥钠容易通过血脑屏障，降低脑代谢率及氧耗量，降低脑血流量和颅内压，对脑细胞有一定的保护作用；有直接抑制心肌及扩张血管的作用，使血压下降，血压下降程度与所用剂量、注射速度有关，合并低血容量或心功能障碍者血压降低则更加显著；有较强的中枢性呼吸抑制作用，表现为潮气量降低和呼吸频率减慢，甚至呼吸暂停；可抑制交感神经而使副交感神经作用相对增强，使咽喉及支气管的敏感性增加，对喉头、气管或支气管的刺激容易引起喉痉挛及支气管痉挛。硫喷妥钠的脂溶性高，静脉注药后到达血管丰富的脑组织，使患者的神志迅速丧失而进入麻醉状态；但药物很快再分布到骨骼肌及脂肪组织，使脑内浓度迅速降低，故苏醒迅速。若反复用药，可在脂肪组织中蓄积，并可再向脑内分布而使苏醒延迟。硫喷妥钠主要在肝代谢降解，肝功能障碍者麻醉后清醒时间可能延长。

临床应用如下。

1. 全麻诱导

常用剂量为 4～6 mg/kg，辅以骨骼肌松弛药即可完成气管内插管。不宜单独用于气管内插管，容易引起严重的喉痉挛。

2. 短小手术的麻醉

脓肿切开引流、血管造影等，静注 2.5% 溶液 6～10 mL。

3. 控制惊厥

静注 2.5% 溶液 2～3 mL。

4. 小儿基础麻醉

深部肌内注射 2% 溶液 15～20 mg/kg。其水溶液呈强碱性，皮下注射可引起组织坏死，动脉内注射可引起动脉痉挛、剧痛及远端肢体坏死。

（二）氯胺酮

氯胺酮为速效、短效麻醉药。其药理作用是抑制大脑联络径路和丘脑新皮质系统，兴奋边缘系统。临床表现为痛觉消失、意识模糊、似醒非醒、睁眼，呈木僵状，对环境变化毫无反应，曾被称为分离麻醉。氯胺酮有兴奋交感神经的作用，使心率增快、血压及肺动脉压升高；对低血容量性休克及交感神经高度兴奋者，氯胺酮可呈现心肌抑制作用；对呼吸的影响较轻，但用量过大或注射速度过快或与其他麻醉性镇痛药配伍时，可引起显著的呼吸抑制，甚至呼吸暂停，应特别警惕；可使唾液和支气管分泌物增加，对支气管平滑肌有松弛作用。临床上单用氯胺酮适用于短小及浅表手术；与丙泊酚或咪达唑仑配伍行复合麻醉可适用于多种手术。由于它的镇痛效果强，作用及恢复快，不抑制循环，故更适用于小儿、休克和危重患者的手术，适用于野战麻醉。静脉注射初始量为 1～2 mg/kg，30～60 s 后起效，维持 10～15 min，可按初始量的一半或全量酌情追加。肌内注射 4～6 mg/kg，3～4 min 后起效，维持 20～30 min。手术时间过长者应合用其他药物，可用 0.1%～0.2% 溶液静脉滴注。但严重高血压、颅内压增高、眼压增高、心力衰竭者均不宜选用。氯胺酮可引起一过性呼吸暂停、幻觉、噩梦及精神症状。

（三）依托咪酯（乙咪酯）

依托咪酯为速效、短效催眠药。无镇痛作用，静脉注射后约 30 s 者意识即可丧失，1 min 时脑内浓度达峰值。它可降低脑血流量、颅内压及代谢率，对缺氧性脑损害可能有一定的保护作用；对心率、血压及心排血量的影响均很小，不增加心肌耗氧量，并有轻度冠状动脉扩张作用。因此，它适用于冠心病、心脏储备功能差及年老体弱的患者。临床上主要用于全麻诱导，一般剂量为 0.15～0.3 mg/kg。因其镇痛作用很弱，对循环抑制作用轻微，故气管插管时心血管反应较强。注射后常可发生肌阵挛，对静脉有刺激性；术后易发生恶心、呕吐；反复用药或持续静脉滴注后可能抑制肾上腺皮质功能。

（四）羟丁酸钠（γ–OH）

它是中枢神经系统抑制性介质 γ-氨基丁酸的中间代谢产物，其主要阻滞乙酰胆碱对受体的作用，干扰突触部位对冲动的传导，作用部位在皮质、海马回和边缘系统，产生类似自然睡眠的麻醉状态，无镇痛作用。临床上可用于全麻诱导和维持，也是一种很好的小儿基础麻醉药。麻醉前宜用大量阿托品或复合吩噻嗪类药。静脉注射剂量为 50～100 mg/kg，起效时间为 5～10 min，维持时间为 45～60 min。1 h 后可追加 15～20 mg/kg，以维持麻醉。本药毒性极小，对心、肺、肝、肾功能影响均小，尤适用于危重、休克及颅内手术患者的复合麻醉。注药后可使血压升高，心率变慢，唾液分泌增多；快速注射可引起呼吸抑制和肌肉震颤等锥体外系症状，能促进 K^+ 向细胞内转移。因此，高血压、癫痫、低血钾者应慎用。

（五）丙泊酚

丙泊酚具有镇静、催眠作用，有轻微镇痛作用。起效快，静脉注射 1.5～2.0 mg/kg 后 30～40 s 患者即入睡，维持时间仅 3～10 min，停药后苏醒快而完全，因此用于门诊手术时具有较大的优越性。它可降低脑血流量、颅内压和脑代谢率；对心血管系统有显著的抑制作用，抑制程度比等效剂量的硫喷妥钠为重。主要表现为对心肌的直接抑制作用及血管扩张作用，结果导致明显的血压下降、心率减慢、外周阻力和心排血量降低。当大剂量、快速注射，或用于低血容量者及老年人时，有引起严重低血压的危险。其对呼吸有明显抑制作用，表现为潮气量降低和呼吸频率减慢，甚至呼吸暂停，抑制程度与剂量相关。副反应为对静脉有刺激作用；对呼吸抑制作用常较硫喷妥钠强，必要时应行人工辅助呼吸；麻醉后恶心、呕吐的发生率为 2%～5%。

三、骨骼肌松弛药

骨骼肌松弛药（简称肌松药）的应用不仅便于手术操作，也有助于避免深麻醉带来的危害。肌松药主要在神经－肌肉接头处干扰神经冲动的传导。根据其在神经－肌肉接头处干扰神经冲动传导方式的不同，临床上将肌松药分为两大类，即去极化肌松药和非去极化肌松药。

（一）常用肌松药

1. 琥珀胆碱（司可林）

琥珀胆碱为去极化肌松药，起效快，骨骼肌松弛完全且短暂。静脉注射后 15～20 s 即出现肌肉震颤，在 1 min 内骨骼肌松弛作用达高峰。静脉注射 1 mg/kg 后，可使呼吸暂停 4～5 min，肌张力完全恢复需 10～12 min。临床主要用于全麻时的气管内插管，用量为 1～2 mg/kg，快速静脉注射。副反应为有引起心动过缓及心律失常的可能；广泛骨骼肌去极化过程中可引起血清钾升高；肌肉强直收缩时可引起眼压、颅内压及胃内压升高；有的患者术后肌痛。

2. 筒箭毒碱

筒箭毒碱是最早应用于临床的非去极化肌松药，起效较慢，作用时效较长。骨骼肌松弛效果与剂量有关，0.1～0.2 mg/kg 可使四肢骨骼肌松弛，0.4～0.5 mg/kg 可使腹肌松弛，0.5～0.6 mg/kg 满足气管内插管需要。临床主要用于维持术中骨骼肌松弛，也可用于全麻诱导插管。但有释放组胺作用，引起低血压和心动过速，并可引起支气管痉挛，对哮喘和重症肌无力患者应避免使用。用量较大时有神经节阻滞作用。

3. 泮库溴铵（潘可罗宁）

泮库溴铵为非去极化肌松药，骨骼肌松弛作用强，作用时间也较长，起效时间为 3～6 min，临床作用时间为 100～120 min。临床可用于全麻时的气管内插管和术中维持骨骼肌松弛。静脉注射 0.1～0.15 mg/kg，2～4 min 后可行气管内插管。术中可间断静注 2～4 mg，以维持全麻期间的骨骼肌松弛。麻醉结束后必要时可以胆碱酯酶抑制剂拮抗其残留骨骼肌松弛作用。对于高血压、心肌缺血、心动过速及肝、肾功能障碍者都应慎用。重症肌无力患者忌用。

4. 维库溴胺（万可罗宁）

维库溴胺为非去极化肌松药，肌松作用强，为泮库溴铵的 1～1.5 倍，但作用时间较短，起效时间为 2～3 min，临床作用时间为 25～30 min。临床可用于全麻时气管内插管和术中维持骨骼肌松弛。静脉注射 0.07～0.15 mg/kg，2～3 min 后可行气管内插管。术中可间断静脉注射 0.02～0.03 mg/kg，或 1～2 μg/（kg·min）静脉滴注，以维持全麻期间的骨骼肌松弛。严重肝、肾功能障碍者，作用时效可延长，并可发生蓄积作用。

5. 阿曲库铵（卡肌宁）

阿曲库铵为非去极化肌松药，骨骼肌松弛作用为维库溴铵的 1/5～1/4，作用时间较短，起效时间为 3～5 min，临床作用时间为 15～35 min。临床应用于全麻时气管内插管和术中维持骨骼肌松弛。静脉注射 0.5～0.6 mg/kg，2～3 min 后可行气管内插管。术中可间断静脉注射 0.1～0.2 mg/kg，或 5～10 μg/（kg·min）静脉滴注，以维持全麻期间的骨骼肌松弛。过敏体质及哮喘患者忌用。

（二）应用肌松药的注意事项

1）应保持呼吸道通畅，进行气管内插管，并施行辅助或控制呼吸。

2）肌松药无镇静、镇痛作用，不能单独应用，应在全麻药作用下应用。

3）应用琥珀胆碱后可引起短暂的血清钾升高，眼压和颅内压升高。因此，严重创伤、烧伤、截瘫、青光眼、颅内压升高者禁忌使用。

4）体温降低可延长肌松药的骨骼肌松弛作用，吸入麻醉药、某些抗生素（如链霉素、庆大霉素、多黏菌素）及硫酸镁等可增强非去极化肌松药的作用。

5）合并有神经－肌肉接头疾病者，如重症肌无力，禁忌应用非去极化肌松药。

6）有的肌松药有组胺释放作用，有哮喘史及过敏体质者慎用。

四、麻醉辅助用药

（一）咪达唑仑（咪唑安定）

咪达唑仑具有较强的镇静、催眠、抗焦虑、抗惊厥及降低肌张力的作用。其镇静催眠作用约为地西泮的 $1.5\sim2$ 倍，起效较快，半衰期较短。其顺行性遗忘作用与剂量有关，静注 5 mg 后遗忘作用可达 $20\sim32$ min；对呼吸的抑制作用与剂量、注射速度有关，静注 0.15 mg/kg 时即有明显的呼吸抑制，因此用于并存呼吸系统疾病者应特别注意呼吸管理。可作为麻醉前用药、麻醉辅助用药，也常用于全麻诱导。静脉注射 $1\sim2$ mg 即可使患者入睡，静脉全麻诱导的剂量为 $0.15\sim0.2$ mg/kg。

（二）吗啡

吗啡能提高痛阈，解除疼痛；对呼吸中枢有明显抑制作用，轻者呼吸减慢，重者潮气量降低甚至呼吸停止，并有组胺释放作用而引起支气管痉挛；能使小动脉和静脉扩张，外周阻力下降，回心血量减少，血压降低，但对心肌无明显抑制作用。主要用于镇痛，如创伤、手术引起的剧痛和心绞痛等；也用于治疗左心衰竭引起的急性肺水肿。由于吗啡具有良好的镇静和镇痛作用，常作为麻醉前用药和麻醉辅助药，并可与催眠药、肌松药配伍施行全静脉麻醉。成人用量为 $5\sim10$ mg，皮下或肌内注射。

（三）芬太尼

芬太尼对中枢神经系统的作用与其他阿片类药物相似，镇痛作用为吗啡的 $75\sim125$ 倍，持续 30 min。对呼吸有抑制作用，芬太尼与咪达唑仑配伍时呼吸抑制更为明显。芬太尼镇痛作用仅 $20\sim30$ min，其呼吸抑制可达 1 h。大剂量（$50\sim100$ μg/kg）应用时，术后常需辅助呼吸 $8\sim12$ h，并可引起延迟性呼吸抑制。临床应用镇痛剂量（$2\sim10$ μg/kg）或麻醉剂量（$30\sim100$ μg/kg）很少引起低血压。麻醉期间作为辅助用药（$0.05\sim0.1$ mg）或用于缓解插管时的心血管反应。芬太尼静脉复合全麻时，用量为

30～100 μg/kg，常用于心血管手术的麻醉。

五、麻醉机的基本结构与使用

麻醉机可供给患者氧气、麻醉气体，排出二氧化碳及进行人工呼吸，是进行麻醉及急救时不可缺少的设备。

（一）主要结构

1. 气源

供气源主要为氧气及 N_2O，可来自钢瓶装气体及中心供气站。一般将进入麻醉机的气体压力减压至 3～4 kg/cm^2。

2. 挥发器

挥发器的刻度以 vol% 表示，其代表挥发器出口处麻醉气体的浓度。各种挥发性麻醉药都有其固定的挥发器，不可互换使用。

3. 呼吸回路

将新鲜气体（包括麻醉药）输送给患者，并将患者呼出气体排出。根据呼出气体是否有复吸入而分为无复吸入和复吸入系统。

（1）无复吸入系统

通过单向活瓣或高流量新鲜气流来实现。常用的有 Mapleson 回路、AyerT 形管回路及 Bain 回路。具有呼气阻力小的优点，主要用于小儿。

（2）复吸入系统

呼出气体通过 CO_2 吸收器后，部分或全部被患者再重复吸入。可分为来回式及循环式两种。循环式呼吸回路根据新鲜气流量的大小，可分为：

1）循环紧闭式：每分钟输入新鲜气体流量等于同时间内患者吸收的气体容量。

2）半紧闭式：每分钟输入新鲜气体流量大于患者吸收的量，而小于每分通气量。

3）半开放式：气体流量等于或几倍大于每分通气量。

4. 呼吸器

分为定容型和定压型两种，麻醉期间用于控制呼吸，为电动或气体驱动。呼吸器可调参数一般包括潮气量（VT）或每分通气量（MV）、呼吸频率（F）、吸/呼比（I：E），有的还可设置呼气末正压通气（PEEP）、压力报警及减压阀。

（二）注意事项

1）麻醉医师应熟悉所用机器的性能。

2）应用前常规检查包括：①开启气源，连接无误，气体压力合适，活瓣灵活；②堵住"Y"形管的开口，开启氧气快速充气开关，呼吸囊可迅速充满；挤压呼吸囊时，无氧气外漏；呼、吸活瓣功能良好；③打开呼吸器开关，即将"手控"转为机械通气，并将"Y"形管与模拟肺相连，检查呼吸器是否正常工作；④核对挥发器后装入吸入麻醉药物；⑤检查钠石灰的颜色，核对更换日期，确认其性能良好。

3）调至麻醉机的安全报警系统包括气道压、FiO_2、每分通气量及脱机等。

4）加强麻醉机部件的消毒减少交叉感染。呼吸回路用后应进行消毒，或使用一次性产品，包括面罩、螺纹管、"Y"形管及呼吸囊等；如遇传染病患者，使用后应对整机进行消毒处理。

六、全身麻醉诱导

患者接受全麻药后意识自清醒进入全麻状态直至手术开始，这一阶段称为麻醉诱导期。

（一）诱导方法

1. 吸入诱导

（1）开放点滴法

以金属丝网面罩绷以纱布扣于患者口鼻上，将挥发性麻醉药滴于纱布上，患者吸入麻醉药的蒸汽后逐渐进入麻醉状态。以往主要用于乙醚麻醉，现在也用于小儿麻醉。

（2）麻醉机面罩吸入法

将面罩扣于患者口鼻部，开启麻醉药挥发器，逐渐增加吸入浓度，待患者意识丧失并进入麻醉第三期，即可静脉注射肌松药行气管内插管。如同时吸入 60% N_2O，诱导可加速。

2. 静脉诱导

与开放点滴法相比，患者舒适，不污染环境；比面罩吸入法迅速，但麻醉分期不明显，深度亦难以断，对循环的干扰较大，同时需要先开放静脉，对于小儿及不合作的患者有一定的困难，实行时：

1）预先氧合：以面罩吸氧 3 min 或深呼吸 4 次，增加氧饱和度和氧储备。

2）去氮：排出体内的氮气，使肺泡吸入麻醉气体浓度迅速升高。如吸入高流量氧时（成人约 6 L），2.5 min 后呼出气体中氮气浓度可接近零。

3）静脉注射静脉麻醉药，如硫喷妥钠或丙泊酚等，待患者神志丧失后肌内注射肌松药，待患者下颌松弛、胸肺顺应性增加，即可进行气管内插管。

4）为减轻气管内插管反应，可静注芬太尼 2～5 μg/kg。

5）年老体弱者可用咪达唑仑或依托咪酯诱导。以氯胺酮诱导时需注意其对循环的抑制作用。

6）如以琥珀胆碱行气管内插管时，为减轻其肌肉震颤现象，可先静脉注射小剂量非去极化肌松药。

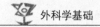

3. 静吸复合诱导

静脉注射肌松药后，可同时吸入安氟醚或异氟醚 1～2 vol%，2～3 min 后即可行气管内插管。

（二）注意事项

1）诱导前应准备好麻醉机、气管插管用具及吸引器等。

2）核对手术患者及术前准备情况，如空腹、清洁洗肠、麻醉前用药等。

3）患者仰卧，开放静脉，开放胃肠减压管。

4）监测心电图、血氧饱和度、血压、心率、呼吸等麻醉前基础值。

5）避免诱导期的过度兴奋或发生呕吐。

6）当患者意识消失后应托起下颌（或头后仰），以保持呼吸道通畅及行人工呼吸。

7）多数静脉麻醉药对循环的抑制作用与用量、注射速度有关，以每 10～20 s 用 2～3 mL 为宜，必要时可分次注入。

8）合并呼吸道不完全梗阻、饱胃或张口困难者可行清醒气管内插管。

七、全身麻醉的维持

（一）维持期的主要任务

1）维持适当深度麻醉和循环、呼吸功能的稳定。

2）满足不同时期手术的要求，如切皮时麻醉需加深；开、关腹膜及腹腔探查时需骨骼肌松弛良好；预防因探查所致的迷走神经反射。

（二）全麻维持方法

1）吸入麻醉维持，吸入麻醉药 $+N_2O$ 和 O_2（60%：40%）+ 肌松药维持。

2）静脉麻醉维持，1% 普鲁卡因 1 mg/（kg·min）+ 肌松药＋麻醉性镇痛药；芬太尼 3～5 μg/ kg＋异丙酚 4～8 mg/（kg·h）＋肌松药；大剂量芬太尼 50～100 μg/kg+ 地西泮＋肌松药。

3）静吸复合麻醉，静脉麻醉药复合 60% N_2O 或挥发性麻醉药。

（三）麻醉深浅的判断

1）乙醚麻醉深浅及分期标准系以意识、痛觉丧失，反射活动、肌肉松弛、呼吸及血压抑制的程度为标准。由于肌松药的应用，骨骼肌松弛及呼吸抑制的程度已不再是判断麻醉深浅的指标；大剂量肌松药的应用有可能出现患者不能动，但痛觉仍存在及术中知晓之弊。

2）有自主呼吸者，手术刺激时呼吸增快加深、心率增快、血压升高多为浅麻醉的表现。眼球固定、眼泪汪汪为浅麻醉的表现，一旦没有眼泪则为"过深"的表现。因此，循环的稳定仍为一重要指标。

3）挥发性吸入麻醉药麻醉性能强，大量吸入虽可使患者意识、痛觉丧失，但骨骼肌松弛作用并不好，如盲目追求骨骼肌松弛，势必付出深麻醉的代价，故复合麻醉仍在于合理配伍，避免深麻醉。

4）吸入麻醉药呼气末浓度达 1.3 肺泡气最低有效浓度（MAC）以上时痛觉方可消失，为 0.3 MAC 时患者即可清醒。

5）维持适当麻醉深度是重要而复杂的，应密切观察患者，综合各方面的判断。根据手术刺激的强弱及时调节麻醉深度更为重要。

八、全麻期间的呼吸管理

（一）保持呼吸道通畅

1）患者意识丧失后托起下颌，放入口咽通气道或鼻咽通气道，行气管内插管以防止舌后坠。

2）防止气管内导管发生扭折，必要时采用细钢丝加固导管。

3）及时清除呼吸道内的分泌物。

4）严防导管脱出气管，导管固定要可靠，变动体位后应再次检查导管位置。

（二）维持有效的通气量

1. 辅助呼吸

患者自主呼吸但气体交换量不足时可行辅助呼吸。辅助呼吸频率为一次正常呼吸后挤压一次，压力一般为 $10\sim15$ cmH$_2$O，辅助呼吸必须与患者的自主呼吸同步，吸、呼比以 1:2 为宜。

2. 控制呼吸

当自主呼吸完全消失，可采用手挤压呼吸囊或开启呼吸器进行控制呼吸。主要用于全麻诱导时及维持期采用肌松药者。

九、全麻并发症及其处理

（一）呼吸系统

1. 呼吸道梗阻

（1）上呼吸道梗阻

梗阻部位在喉头以上，可分为机械性及功能性。机械性梗阻的原因有舌后坠、口腔内分泌物及异物阻塞、喉头水肿等，功能性原因有喉痉挛。预防及处理方法如下。

1）全身麻醉下发生的呼吸道梗阻，其梗阻症状可不明显，因此应密切观察，麻醉恢复期的护理更为重要。

2）舌后坠时可将头后仰，托起下颌或置入口咽通气道。

3）吸除口咽部分泌物，将患者头转向一侧，有利于分泌物的流出。

4）喉头水肿多发生于婴幼儿及气管导管插入困难者，遇此情况，可预防性静脉注射氢化可的松 0.5～1.0 mg/kg；术后发生喉头水肿者除吸氧、激素治疗外，严重者尚需行气管切开。

5）轻度喉痉挛者可加压给氧，严重者可经环甲膜穿刺置入粗针头行加压给氧，多数均可缓解。对上述处理无效或严重喉痉挛者刺激喉头。采用硫喷妥钠麻醉或行尿道、宫颈扩张等手术时应给予阿托品 0.5～0.3 mg，以预防喉头副交感神经张力增高。

（2）下呼吸道梗阻

梗阻部位在喉头以下者。机械性梗阻最常见原因是气管导管扭折、导管斜面过长而紧贴在气管壁上、黏痰或呕吐物误吸堵塞气管及支气管。功能性原因为支气管痉挛，多见于浅麻醉时、支气管内异物、炎症刺激、肌松药的组胺释放作用以及支气管哮喘者。预防及处理方法为：

1）仔细挑选气管导管，过软或不合格者应丢弃。

2）经常听诊肺部，及时清除呼吸道内的分泌物。

3）维持适当麻醉深度，预防及解除支气管痉挛的诱因。保持麻醉深度及氧合（通气）适当是缓解支气管痉挛的重要措施，必要时可静脉注射氨茶碱 0.25 g 或氢化可的松 100 mg。

2. 通气量不足

原因如下。

1）麻醉药对呼吸中枢的抑制，肌松药对呼吸肌的麻痹而辅助呼吸及控制呼吸又不充分者。

2）吸入麻醉药残存 0.1 MAC 时仍可抑制缺氧通气反应，致麻醉恢复期通气不足。

3）麻醉恢复期肌松药的残存作用。

4）术中过度通气 2 h 可消耗近 3 L 的 CO_2 储备，术后体则需降低通气量，以补充所消耗的 CO_2，故有通气量不足，且可导致低氧血症。

5）术中所用麻醉性镇痛药常为术后呼吸抑制的重要原因，尤以高龄、肥胖者为著。

6）麻醉期间发生通气不足时，主要表现为 CO_2 潴留；而恢复期发生通气不足，除 CO_2 潴留外，还可发生低氧血症，后者的威胁尤甚。

预防及处理方法如下。

1）适当辅助呼吸或控制呼吸，避免通气不足或长时间过度通气。

2）加强围手术期患者的呼吸功能监测，尤其对高龄、肥胖等高危患者。

3）严格掌握拔除气管导管的指征，避免或减少麻醉恢复期的通气不足。

3. 低氧血症

吸空气时 $PaO_2 <60$ mmHg 或吸纯氧时 $PaO_2 <90$ mmHg。原因如下。

1）麻醉机故障、氧气供应不足等致 FiO_2 过低。

2）气管内导管可随头部的活动而移位：头向前屈可使导管内移 1.9 cm，可能使导管进入一侧支气管；头向后仰伸可使导管向外移动 1.9 cm 而滑出气管外。

3）全麻下可发生微型肺不张，且可持续到术后。肺不张时肺内分流增加，可导致低氧血症。

4）呼吸道梗阻或通气不足时可同时发生低氧血症与高碳酸血症。

5）上腹部手术较其他部位手术更易出现手术后低氧血症。

6）高龄、肥胖及吸烟者，因闭合气量增加，术中、术后均易发生低氧血症。

预防及处理方法如下。

1）解除原因，如呼吸道梗阻等。

2）术中监测血气及血氧饱和度，早期发现和处理低氧血症。

3）因肺不张、肺容量减少所致的低氧血症，可采用 PEEP（5～10 cmH_2O）治疗。

4）全麻恢复期患者应监测血氧饱和度，并行面罩吸氧，维持血氧饱和度≥94%。

5）高危患者术后应行预防性机械通气。

（二）循环系统

1. 低血压

收缩压下降超过患者血压基础值的30%或绝对值<80 mmHg者称为低血压。原因如下。

1）术前禁食、清洁洗肠或术中失血引起血容量不足。

2）麻醉药对循环的抑制（负性肌力或外周血管扩张作用）。

3）手术操作压迫上、下腔静脉使回心血量减少。

4）正压通气引起胸内压增高，静脉回心血量减少。

5）并存疾病，如肾上腺皮质功能不全、心功能不全、休克等。

6）继发于其他严重心、肺并发症，如心肌缺血、心包填塞、气胸、肺梗死等。

预防及处理方法如下。

1）解除病因。尽量解除导致低血压的原因；麻醉药的应用方法应合理，药量适当。

2）适当补充容量，可行液体负荷试验。

3）静脉注射麻黄素 10～15 mg，因其具有 α、β 效应，可于血压升高的同时心率也增速；去氧肾上腺素 50～100 μg，仅具 α 效应，还可使心率反应性减慢，对心率增快者可使用。

4）经处理血压仍难以恢复者，应进一步检查，如血气、电解质、心电图及胸片等，以明确诊断。

2. 高血压

舒张压 >100 mmHg 或收缩压高于患者血压基础值的 30% 称为高血压。原因如下。

1）与并存疾病有关，如原发性高血压、甲亢、嗜铬细胞瘤、颅内压增高等。

2）与手术、麻醉操作有关，如探查、压迫腹主动脉、气管插管等。

3）通气不足，有 CO_2 蓄积。

4）全麻恢复期高血压：多见于原有高血压病者，伴有躁动或尿潴留。

5）药物所致高血压：如使用泮库溴铵、氯胺酮时常呈一过性高血压；单胺氧化酶抑制剂与哌替啶合用时亦可致血压升高。

预防及处理方法如下。

1）解除诱因。有高血压病史者诱导前可静脉注射乌拉地尔 25～50 mg；芬太尼 3～5 μg/ kg 吸入或与静脉诱导药同时应用，可减轻气管插管时的心血管反应。

2）根据手术刺激的程度调节麻醉深度。吸入麻醉药对减弱交感神经反射优于阿片类药物。

3）对于顽固性高血压者，可行控制性降压以维持循环稳定。

3. 心律失常

（1）窦性心动过速或过缓

原因及处理方法如下。

1）心动过速与高血压同时出现常为浅麻醉的表现，应适当加深麻醉。

2）低血容量、贫血、缺氧以及代谢率增高（如甲亢、恶性高热）时，心率可增快，应针对病因进行治疗。

3）手术牵拉内脏（胃、食管、胆囊等）或心眼反射时，可因迷走神经反射致心动过缓，严重者可致心搏骤停，静注阿托品 0.25～0.3 mg 可有一定的预防作用。

（2）早搏（又称期前收缩）

处理方法如下。

1）首先应明确其性质，并观察其对血流动力学的影响。

2）麻醉时发生室性早搏多属良性，如非频发，无须特殊治疗。

3）如因浅麻醉或 CO_2 蓄积所致的室性早搏，于加深麻醉或排出 CO_2 后多可缓解，必要时可静注利多卡因 1～1.5 mg/kg。

4）应避免过度通气，因碱中毒时 K^+ 及 Mg^{2+} 进入细胞内，使心室肌的应激性增加。

5）房性早搏多发生在原有心、肺疾病的患者；偶发房性早搏对血流动力学的影响不明显，因此无须特殊处理。

（三）消化系统

1. 术后恶心、呕吐

术后恶心、呕吐的患者约占 3.5%，发生率与患者体质、术中用药有关，应用氟哌利多可使症状缓解。

2.误吸

（1）肠梗阻及饱胃者

宜采取清醒气管内插管。采用快速诱导插管时，可压迫甲状软骨使食管闭合，防止胃内容反流，并避免将气体吹入胃内。

（2）静脉注射

静脉注射雷尼替丁 50 mg、西咪替丁 100 mg 可使胃液容量减少到 25 mL 以下，pH>2.5，万一发生误吸则肺损害可相应减轻。

（四）其他并发症

1.恶性高热

恶性高热为一隐匿性药物引起的肌肉代谢异常病变，当易感者接受琥珀胆碱或氟烷等吸入麻醉药后易诱发此病。西方国家发病率达 1∶（5 000～150 000），我国迄今仅有个案报道；易感人群多有先天性肌肉疾患、代谢率增快（心率、血压、乳酸均升高）、体温急剧升高（1℃ / 5 min）伴有混合性酸中毒及血清钾、钠、钙、肌球蛋白、肌酸激酶升高。诊断方法为：取骨骼肌活体组织，放入咖啡因及氟烷溶液中可呈现强直性收缩。特异治疗方法为静注硝苯芙海因，初始剂量为 2～3 mg/kg, 20 min 后可达 10 mg/kg。

2.全麻后谵妄

全麻后谵妄发生率为 8%～70%，与手术类别、年龄等因素有关，老年人发病率更高。发生原因与代谢紊乱、围手术期所用药物以及低氧血症有关。术后应监测血氧饱和度并保持其正常，可减少或避免谵妄的发生。

第六节　气管内插管与拔管术

气管内插管术是将一根特制的导管，经口腔或鼻腔插入患者的气管内。它既是一项操作技术，又是一项治疗措施。施行气管内麻醉时需要通过导管吸入麻醉气体和氧气，进行呼吸道管理。心肺复苏和抢救其他危重患者时也需要进行气管内插管，进行呼吸治疗。

气管内插管的方法有经口腔和经鼻腔两种途径，经口明视插管法是利用喉镜显露声门，在明视下将导管插入气管内，是最确切、迅速而普遍应用的方法。

一、经口腔明视插管法

（一）插管前准备

1.检查麻醉机和供氧条件

1）供氧设备（中心供氧或氧气瓶）是否正常，能否充分供氧。

2）钠石灰是否失效。

3）麻醉机及回路有无漏气。

4）麻醉面罩是否良好合适。

2. 插管用具的准备

（1）喉镜

注意镜片的大小，电源接触及亮度。

（2）气管导管及管芯

选择管径合适的导管，并准备比选用导管大及小一号的导管各一根。

（3）喷雾器

应注明麻醉药名称及浓度。

（4）其他

牙垫或固定器、衔接管、插管钳等。

3. 检查

检查吸引器、吸引导管、吸痰瓶，注意吸力是否足够大。

（二）插管步骤

插管前应先正确置好头位，头部抬高极度后仰，使上呼吸道三轴线尽量重叠成一条直线。行麻醉快速诱导，待患者咀嚼肌松弛、咽喉与气管反射消失后插管。右手拇指、示指将上、下唇分开，用左手持喉镜从右口角轻轻将喉镜置入口腔，用喉镜片边将舌体推向左侧，使喉镜片位于口中线，稍挑后即可显露悬雍垂，沿舌背面继续向深推入使喉镜片的顶端抵达舌根，稍上提喉镜即可看到会厌。如用直喉镜片，稍微继续推进，越过会厌的喉侧面，然后再提喉镜，以挑起会厌而暴露声门。若用弯喉镜片，推进喉镜片抵达会厌与舌根交界处，上提喉镜，即可显露声门。右手以执笔式持气管导管对准声门裂，轻柔插入气管内，如使用导管芯，在导管斜面进入声门约 1 cm 时及时拔出。导管再继续进入，在气管内的长度成人为 4~5 cm，小儿为 2~3 cm。置好管后立即塞入牙垫，退出喉镜后将牙垫与导管一起妥善固定，吸入麻醉时立即接好麻醉机以加深麻醉。套囊注气，其压力以刚能使正压通气时不漏气为度，充气量因人而异，一般可充气 5~10 mL。

（三）注意事项

1）经口明视气管内插管的关键在于显露声门，无论使用何种麻醉方法，必须使口腔肌肉尽量松弛，便于喉镜片在口腔内根据明显的解剖标志逐步进入而完成插管。

2）静脉快速诱导时，插管动作必须要迅速准确。如在 2 min 之内仍未插入气管或麻醉以转浅时，应立即放弃插管操作，用面罩加压吸氧，待 1~2 min 后再行第二次快速诱导麻醉气管内插管，不应勉强插管而造成组织损伤。

3）在置入喉镜暴露声门过程中，应将喉镜着力点放在喉镜片的顶端，向上提喉镜，切不可以上门牙为支点来撬，否则极易撬落门牙。

4）导管插入声门时动作必须轻柔，最好旋转气管推进，如遇阻力，可能为声门狭窄或导管过粗所致，应更换小一号的导管试插，切不可以暴力插入。

5）体胖、颈短或喉头过高等特殊患者显露声门较困难，无法看到声门，可请他人协助按压喉结部位，可能有助于看清声门；也可在尽量挑起会厌的情况下根据气流吹动液体情况进行有目的的盲插，也可成功。

6）插管完成后应立即判定导管是否在气管内，并查对导管的深度，其方法有：①用手试探导管口气流呼出；②观察胸廓左右呼吸动度一致、无上腹部膨胀现象；③用听诊器认真听两肺呼吸音上下左右均匀一致；否则表示导管进入食管或由于插入过深而进入一侧支气管，必须立即调整或重插。

二、其他插管方法

（一）经鼻腔明视插管法

1.适应证

1）口腔、颌面、咽腔手术。

2）经口插管有困难者，如张口困难、门齿松动并必须避免损伤者。

2.方法

本法与口腔明视插管法基本相同，但有以下不同之处。

1）插管前鼻腔内先滴入液体石蜡或加用1%麻黄素，再以0.5%～1%丁卡因鼻腔内喷雾行表面麻醉。导管前端涂含1%丁卡因的润滑剂。

2）右手持导管从垂直方向插入鼻孔，沿鼻底部捻转推进。导管出后鼻孔到达咽喉是有阻力减低感，并在导管口可听到呼吸音。

3）左手持喉镜暴露声门，右手持导管轻握进入声门。如有困难，可用插管钳持导管前端送入声门。

4）鼻腔内插管的前端均无气囊，为进行辅助呼吸或防止误吸，可在咽喉部周围填塞纱布条。

（二）经鼻腔盲探插管法

1.适应证

本法主要用于张口确实困难，喉镜难以置入口腔并需呼吸道管理的患者。

2.方法

与鼻腔明视插管法基本相同，不同之处在于：

1）导管出后鼻孔后，导管再进的方向主要依靠导管内呼吸气流声的强弱判定，导管前端斜口越接近声门时呼吸气流声越响，正对声门时气流最响。若声音变弱或消失时可将导管左右旋转移动，或用左手轻转调节头的位置，使头前倾、后仰并略向高移动，待呼吸气流声最明显时缓缓推进导管，插管多可成功。

2）向内送管时气流声若突然中断，导管前端可能触及梨状窝或误入食管，应将导管拔出少许，待气流声重新出现，在调整头的位置或旋转导管，重新探插。必须根据呼吸气流声进行试探，切不可盲目从事。

3）为有充分时间探试，应保持患者的自主呼吸，一般采用清醒插管法。

（三）经口腔盲探气管内插管法

1. 适应证

1）分张口困难但能容下导管和牙垫者。

2）呼吸道部分梗阻。

3）颈部强直、颈椎骨折脱臼等颈部活动受限者。

4）颈前瘢痕挛缩严重影响抬头活动者。

5）喉结过高、颈部粗短、下颌退缩等特殊患者。

2. 方法

（1）鱼钩状导管盲探插管法

用导管芯将导管弯成鱼钩状，慢慢置入口腔内，侧耳认真听导管内呼吸气流声，待声音最大时将导管轻轻滑入，拔出导管芯，再推进5～6 cm，测得有气流冲出，即可置入牙垫固定。在插管每进一步时都要认真辨别呼吸气流强弱，切不可盲目硬插。

（2）手指探触引导法

以左手指插入口腔内，认真触探会厌位置，探清后用指面将其轻轻挑起，再将钩状导管顺手的引导方向轻轻插入声门。此法也应结合呼吸气流声加以辨别。

（四）清醒气管内插管法

1. 适应证

1）估计快速诱导插管有一定困难者。

2）消化梗阻或饱食者，以避免麻醉引起胃反流而误吸。

3）不能耐受较深麻醉，但必须要控制呼吸或人工呼吸者。

4）颅脑、开胸等针麻手术。

2. 方法

清醒气管内插管可分为经口或经鼻腔两种方法，除需全面完善地进行口、鼻、咽喉和气管内表面麻醉外，插管基本操作如同快速诱导明视插管法。因患者处于清醒状态，应先对患者做好适当解释工作，讲明配合事项，争取患者充分合作。

（五）腔支气管导管（DLT）插管术

1. 适应证

1）湿肺患者全麻手术，如肺脓肿、支气管扩张等。

2）开放性肺结核其分泌物有扩散感染能力者。

3）气管胸膜瘘，外伤性支气管断裂者，以健侧肺维持有效通气量和麻醉深度者。

4）近期有大咯血者。

2. 方法

双腔支气管导管插管有 4 种类型，即 Carlen DLT 和 White DLT、Bryce-Smith DLT、Rbertshaw DLT 和 Broncho-Cath DLT。

Carlen DLT 和 Broncho-Cath DLT 双腔导管常用号为 F35～39，男性常用 F37～39，女性常用 F35～37。其插管方法与经口气管插管基本相同。吸痰需用涂有无菌润滑剂且弹性好的硬塑长管，吸痰动作要轻柔迅速。用于右侧的为 White KLT，该种导管因有隆突钩，从而增加了插管的困难，不便于普及推广。

目前广为应用的是 Broncho-Cath KLT。由透明塑料管制成，供一次性使用。和 Carlen DLT 比较，它有以下优点。

1）管腔宽大，可以通过较大的吸痰管，并可减小呼吸道阻力。

2）没有隆突钩，容易经喉插管。

3）右侧导管支气管套囊经改进后，右肺上叶通气大为改善，右肺隔离效果也大为改进。

4）导管曲线更加顺应口咽与支气管特点，减少折断危险。此种导管的规格有 28、35、37、39 和 41 号 5 种。

三、拔管术

（一）拔管指征

1）患者完全清醒，呼之有明确反应。

2）呼吸道通气量正常，肌张力完全恢复。

3）吞咽反射、咳嗽反射恢复。

4）循环功能良好，血氧饱和度正常。

（二）注意事项

1）拔管前必须先将存留在口、鼻、咽喉及气管内的分泌物吸尽，注意呼吸通气量是否正常。气管内吸引时间每次不要超过 10 s。

2）拔管后应继续将口、鼻、咽腔内的分泌物吸尽，鼓励患者咳嗽，将头转向一侧以防呕吐后误吸，如有舌根后坠可放置咽通气道。

3）拔管后密切观察呼吸道是否通畅，通气量是否足够，血氧饱和度是否正常，若低于正常值应立即带面罩吸氧，直到正常为止。

4）颅脑外伤术后仍昏迷不醒的患者，可将导管带回病房以后再拔出。

5）颌面、口腔、鼻腔手术，待完全清醒后才能慎重拔管。

6）颈部手术有喉返神经损伤或气管可能萎陷者，待呼吸交换量良好，病情稳定后试探拔管，但仍应做好重新拔管的准备。

（三）气管内插管术的并发症

气管内插管术可因术前准备欠妥、术中处理不当或操作不熟练而造成一些并发症。

1. 机械性损伤

气管内插管技术操作不熟练，动作过于粗暴，常可造成机械性损伤。喉镜片所置部位不当，将患者口唇或舌尖挤压于牙齿与镜片之间，可造成口唇出血或形成水肿；喉镜用力过猛或插入过深可损伤会厌和声带，造成术后喉水肿；还可损伤咽喉壁致黏膜出血；暴露声门时没有上提喉镜而误以门齿为支点来撬，可使门齿松动或脱落；声门暴露不清时强力插管可损伤声带而引起声音嘶哑，较严重者可引起杓状软骨或下颌关节脱臼。

2. 呼吸道梗阻

（1）气管导管位置不当

盲探插管或声门暴露不清时，可能把导管插入食管内。可通过观察胸部活动或是否有上腹部膨胀，并以听诊器行肺部听诊，诊断明确应立即重新插管。导管插入过深进入一侧主支气管可造成对侧通气障碍，若未及时发现处理，亦可造成严重缺氧和二氧化碳蓄积的不良后果。

（2）导管阻塞

导管过细，气管导管内有分泌物硬痂积存或异物，均可导致严重呼吸道梗阻。导管过软，患者体位不当可使气管导管发生扭曲或扭折。气管套囊壁薄厚不均时，如充气过多，在薄弱处套囊可因过度膨胀而阻塞导管。

（3）导管受压

颈部包块、胸腔内肿瘤均可压迫气管使之移位变形，气管内插管后若导管末端仍在气管变形部位以上，可能因气管壁阻塞导管开口致呼吸道梗阻。

（4）导管滑脱

牙垫固定不牢而滑出口外，患者咬住导管造成梗阻；导管插入过浅，在头部过度前屈或翻身改变体位时导管可以滑出；麻醉器械衔接管过重，患者体位不当时，因重力作用可使导管滑脱。遇有导管滑脱应立即重新插管。

3. 神经反射并发症

1）插管时可因刺激会厌、舌根、喉部、气管及气管隆嵴而引起迷走神经兴奋性增强，可导致心动过缓、房室传导阻滞，甚者可导致心跳停止。

2）气管插管困难时可引起喉痉挛，若导管插入过深刺激隆嵴可引起反射性支气管痉挛。

3）拔管刺激亦可引起心律失常或循环骤停，若术中应用过副交感神经兴奋剂更易发生此种反射；浅麻醉下拔管容易引起屏气或喉痉挛。

4. 缺氧和二氧化碳蓄积

静脉快速诱导时，自主呼吸消失，若插管操作不熟练、插管困难或插入食管未能及时发现可致缺氧，严重时可造成死亡。插管期间导致气管导管阻塞的任何因素都会造成患者缺氧和二氧化碳蓄积。拔管后喉部自卫反射尚未建立，这一阶段容易出现窒息和误吸意外，尤其是虚弱、出血和胃肠道梗阻患者，可能出现缺氧和二氧化碳蓄积，应切实加强监护。

第七节　术后镇痛

一、术后镇痛的原则

1）根据手术部位和性质，对估计术后疼痛较剧烈的患者，在麻醉药物作用未完全消失前应主动预防给药。如硬膜外间隙预先置管保留，手术结束后定时向硬膜外间隙注入小剂量长效局麻药或小剂量麻醉性镇痛药。

2）术后需应用镇痛药的患者应先采用非麻醉性镇痛药和镇静药联合应用，尽量避免或少用麻醉性镇痛药。

3）用于术后镇痛的药物，应从最小有效剂量开始。

4）手术后应用镇痛药物前应观察和检查手术局部情况，以明确疼痛的发生原因。

5）应用镇痛药，其用药间隔时间应尽量延长，以减少用药次数；用药时间应短，通常镇痛药的应用不应 >48 h。

二、术后镇痛的常用方法

1. 口服用药

一般认为对轻、中度手术后疼痛而可进食的患者可采用口服镇痛药物。口服给药起效慢，个体差异大，但经口服途径给药目前仍有应用。

2. 皮下注射镇痛

术后应用皮下注射给药镇痛能起到良好的镇痛效果。常用吗啡皮下注射 10 mg，5 min 起效，可维持 2 h。其副反应有呼吸抑制、易成瘾。

3. 肌内注射镇痛

与口服给药相比，肌内注射镇痛药物起效快，易于迅速产生峰作用。其缺点是注射部位疼痛，血药浓度的波动影响镇痛效果。肌内注射吗啡或哌替啶在较轻的术后镇痛中仍较常用。

4. 静脉注射镇痛

单次间断静脉内注射麻醉性镇痛药时，血药浓度难以维持恒定，起效迅速，药物在体内快速重新分布，使单次静脉注射后作用时间较短，故需反复给药。为防治血药浓度的波动，亦可采用连续静脉滴注。

5. 神经阻滞镇痛

常用的神经阻滞有肋间神经阻滞、臂丛神经阻滞及椎旁阻滞等。

6. 椎管内注药镇痛

硬膜外注射阿片类镇痛药物（表3-4）可有效缓解术后患者的内脏疼痛（如胸、腹部手术后）及躯体疼痛（如四肢手术后），有利于患者术后生理功能的恢复。硬膜外镇痛效果确切，不良反应少，但仍要注意预防硬膜外镇痛的严重并发症，包括误将药物注入蛛网膜下腔、呼吸抑制、硬膜外血肿或感染等。为减少这些并发症，应注意以下几点。

1）采用低浓度的局麻药与阿片类镇痛药联合应用。

2）每日检查硬膜外导管的置入部位。

3）接受抗凝治疗的患者易发生硬膜外血肿。术中需肝素化的患者，置入硬膜外导管应在肝素化至少1 h之前进行。

4）在硬膜外给药后最初的24 h内，应每小时观察患者的呼吸频率和镇静状态的改变，以后每4 h监测记录1次。

表3-4　硬膜外注射阿片类镇痛药物

药物	单次剂量（mg）	起效时间（min）	峰作用时间（min）	作用时间（h）
哌替啶	30～100	5～10	12～30	4～6
吗啡	2～3	15～30	30～60	12～30
美沙酮	5	10～15	15～20	5～15
芬太尼	0.1	4～10	20	2～5
舒芬太尼	0.03～0.05	5～10	15～30	3～10

三、患者自控镇痛

患者自控镇痛（PCA）是指：在患者感到疼痛时可自行按设定的剂量注入镇痛药，从而达到止痛效果。它的最大特点是让患者自己尝试控制自身的疼痛，它将传统的一次性口服、肌内注射或静脉注射用药方式改为小剂量分次给予，客观地满足了个体对止痛药的需求，使镇痛效果更加完善。PCA装置包括：注药泵；微电脑自动控制流量和报警装置；输注管道和防逆流活瓣；储药袋和过滤器。

（一）分类

根据 PCA 给药途径可分为患者静脉自控镇痛（PCIA）、患者硬膜外腔自控镇痛（PCEA）、患者外周神经自控镇痛（PCNA）和患者皮下自控镇痛（PCSA），目前临床上常用 PCIA 和 PCEA。PCIA 操作简单，可选用镇痛药物较多，适应证广泛，如癌性疼痛、术后疼痛、创伤疼痛、烧伤后疼痛及炎症疼痛等均可使用；缺点是用药针对性差，对全身影响较大，并发症较多，其镇痛效果略逊于 PCEA。PCEA 用药量较 PCIA 明显减少，止痛效果可靠，持续时间长久，且作用范围局限，对全身影响相对较小，可用于胸腹部、下肢术后急性疼痛或癌性疼痛及分娩镇痛；缺点是操作相对较复杂，无菌要求较高，麻醉性镇痛药物尤其是吗啡硬膜外腔注射有发生延迟性呼吸抑制的危险，故 PCEA 的应用具有较高的选择性。PCNA 近年才有报道，为患者自控注射局麻药进行外周神经阻滞治疗肢体术后疼痛，可将药液注入臂丛鞘、股神经鞘、腰丛或坐骨神经处，如以 0.125% 布比卡因 2～5 mL/h 持续臂丛神经阻滞 30 min，最大剂量为 15 mL/h，亦可在局麻药中加入小剂量吗啡或丁丙诺啡。PCSA 多采用吗啡、丁丙诺啡、氯胺酮镇痛。

（二）常规模式和常用术语

1. 负荷剂量

指 PCA 迅速达到无痛所需血药浓度，即最低有效镇痛浓度（MEAC）时所需药量。

2. 单次剂量

指患者因镇痛不全所追加的镇痛药剂量。

3. 锁定时间

指设定的 2 个单次有效给药的间隔时间，在此期间 PCA 装置不执行单次剂量指令。

4. 持续剂量

为设定的 PCA 装置持续给药量。目前最常用给药模式是 LCP，即负荷剂量 + 持续剂量 +PCA。先给一个负荷量，然后持续剂量镇痛药物维持，患者感觉疼痛时再自行追加单次剂量。PCA 使用 LCP 模式给药具有以下优点：

1）负荷剂量能快速使血药浓度达到 MEAC，持续用药能使血液镇痛药浓度更为恒定。

2）能提高镇痛效果，尤其是便于睡眠期间的镇痛维持。

3）患者易于通过间断按压单次给药钮追加药物，以达到满意的镇痛效果，但 LCP 模式也有一定的缺点，主要表现在由于个体差异，难以确定合适的持续给药剂量、速度，尤其是睡眠状态患者，可能出现药物过量。

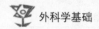

四、药物剂量

（一）PCIA 常用麻醉性镇痛药剂量（表 3–5）

表 3-5　PCIA 常用麻醉性镇痛药剂量

药物	浓度	负荷剂量	单次注射量	锁定时间	持续输注	备注
吗啡	1 mg/mL	2～5 mg	0.5～1.5 mg	6～8 min	5～1.5 mg/h	腹部及整形外科大手术
哌替啶	10 mg/mL	25～50 mg	5～15 mg	6～8 min	0.5～1.5 mg/h	内脏痛
芬太尼	20 μg/mL	30～100 mg	10～20 mg	5～6 min	10～20 μg/h	起效快、短，需持续背景流量

（二）PCEA 常用麻醉性镇痛药剂量（表 3–6）

表 3-6　PCEA 常用麻醉性镇痛药剂量

药物	浓度	负荷剂量	PCA 剂量	锁定时间	持续输注	4 h 限量
吗啡	50 μg/mL	2～4 mg	2～4 mL	10～15 min	6～12 mg/h	40～70 mL
氢吗啡酮	10 μg/mL	500～1 500 μg	2～4 mL	6～10 min	6～12 mg/h	40～70 mL
芬太尼	5 μg/mL	30～100 μg	2～4 mL	6 min	6～15 mg/h	40～70 mL
舒芬太尼	2 μg/mL	0.5 mg	2～4 mL	6 min	0.1 mg/（kg·h）	40～70 mL

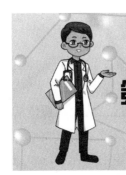

第四章 体液代谢和酸碱平衡失调

正常体液容量、渗透压及电解质含量是机体正常代谢和各器官功能正常进行的基本保证。创伤、手术及许多外科疾病均可能导致体内水、电解质和酸碱平衡的失调，处理这些问题成为外科病人治疗中一个重要的内容。

第一节 概述

一、体液的组成及分布

水和电解质是体液的主要成分。体液可分为细胞内液和细胞外液两个部分，其量与性别、年龄及胖瘦有关。成年男性的体液量约为体重的60%，成年女性的体液量约占体重的50%，两者均有 ±15% 的变化幅度。小儿的体液量所占体重的比例较高，新生儿可达体重的80%。

男性细胞内液约占体重的40%，女性的细胞内液约占体重的35%。而男性、女性细胞外液均占体重的20%。细胞外液又可分为血浆和组织间液两个部分。血浆量约占体重的5%，组织间液量约占体重的15%。绝大部分组织间液能迅速地与血管内液体或细胞内液进行交换并取得平衡，这在维持机体的水和电解质平衡方面具有重要作用，故又可称其为功能性细胞外液。另有一小部分组织间液仅有缓慢地交换和取得平衡的能力，它们具有各自的功能，但在维持体液平衡方面的作用甚小，故可称其为无功能性细胞外液。结缔组织液和所谓透细胞液，如脑脊液、关节液和消化液等，都属于无功能性细胞外液。无功能性细胞外液占体重的1%～2%，占组织间液的10% 左右。

细胞外液中最主要的阳离子是 Na^+，主要的阴离子是 Cl^-、HCO_3^-。细胞内液中的主要阳离子是 K^+ 和 Mg^{2+}，主要阴离子是 HPO_4^{2-}。细胞外液和细胞内液的渗透压相等，正常血浆渗透压为 290～310 mmol / L。

二、体液平衡及渗透压的调节

体液及渗透压的稳定是受神经-内分泌系统调节的。体液渗透压通过下丘脑-垂体后叶-抗利尿激素系统来恢复和维持，血容量的恢复和维持则是通过肾素-血管紧张素-醛固酮系统。此两系统共同作用于肾，调节水及钠等电解质的吸收及排泄，从而维持体液平衡，使内环境保持稳定。血容量与渗透压相比，前者对机体更为重要。所以当血容量锐减又兼有血浆渗透压降低时，前者对抗利尿激素的促进分泌作用远远强于低渗透压对抗利尿激素分泌的抑制作用。目的是优先保持和恢复血容量，使重要器官的灌流得到保证，以维护生命安全。

在体内丧失水分时，细胞外液的渗透压则增高，可刺激下丘脑-垂体-抗利尿激素系统，产生口渴，机体主动增加饮水。抗利尿激素的分泌增加使远曲小管的集合管上皮细胞对水分的再吸收加强，于是尿量减少，水分被保留在体内，使已升高的细胞外液渗透压降至正常水平。反之，体内水分增多时，细胞外液渗透压即降低。口渴反应被抑制，并且因抗利尿激素的分泌减少，使远曲小管和集合管上皮细胞对水分的再吸收减少，排出体内多余的水分，使已降低的细胞外液渗透压增至正常。

此外，肾小球旁细胞分泌的肾素和肾上腺皮质分泌的醛固酮也参与体液平衡的调节。当血容量减少和血压下降时，可刺激肾素分泌增加，进而刺激肾上腺皮质增加醛固酮的分泌。后者可促进远曲小管对 Na^+ 的再吸收和 K^+、H^+ 的排泄。随着钠再吸收的增加，水的再吸收也增多，这样就可使已减少的细胞外液量增加至正常。

三、酸碱平衡的维持

人体每天由食物代谢产生的酸约为 70 mmol，正是由于缓冲系统、肺的呼吸和肾的排泄对体液酸碱的调节作用，才使得体液 pH 值变化很小，正常动脉血浆 pH 值为 7.35～7.45。人体最重要的缓冲系统是 HCO_3^-/H_2CO_3。肺对酸碱平衡的调节作用主要是通过肺调节 CO_2 的排出量，改变动脉血二氧化碳分压（$PaCO_2$），从而调节血浆 H_2CO_3 浓度。肾在人体酸碱平衡调节中所起的作用最重要，肾可以根据机体的需要来改变固定酸的排出量及碱性物质的保留量来保持血浆的 pH 值基本不变。

第二节　体液代谢的失调

一、水和钠的代谢紊乱

在细胞外液中，水和钠的关系密切，因此，缺水和失钠均可发生代谢紊乱。不同原因引起的水和钠的代谢紊乱，程度上可能不同。根据水和钠丧失的比例，水和钠的代谢紊乱可分为以下几种类型。

（一）等渗性缺水

等渗性缺水又称急性缺水或混合性缺水，有外科病的人最易发生。此时水和钠等比例丧失，血清钠仍在正常范围，细胞外液渗透压也可保持正常。细胞内液并不代偿性地向细胞外间隙转移。如果这种体液丧失持续时间较久，细胞内液也会逐渐外移引起细胞缺水。机体代偿表现为肾小球小动脉壁的压力感受器受到管内压力下降刺激，以及肾小球滤过压下降致远曲小管液内 Na^+ 减少，可引起肾素-醛固酮系统兴奋，促进远曲小管对 Na^+ 的再吸收，随着 Na^+ 再吸收的水量也有所增加，从而代偿地使细胞外液量回升。

1.病因

常见的病因有：

1）消化液的急性丧失，如肠外瘘、大量呕吐等。

2）体液丧失在感染区或软组织内，如腹腔内或腹膜后感染。这些丧失的体液成分与细胞内液基本相同。

2.临床表现

病人表现出恶心、厌食、乏力、少尿等，但无明显口渴。舌干燥，眼窝凹陷，皮肤干燥、松弛。若短期内体液丧失量达体重的 5%，病人即可出现脉搏细速、肢端湿冷、血压不稳或下降等血容量不足症状。当体液丧失达体重的 6%～7% 时则有更严重的休克表现。休克时常伴有代谢性酸中毒。如果病人丧失的体液主要为胃液，可伴有代谢性碱中毒。

3.诊断

根据病史和临床表现常可得出诊断。实验室检查可发现有血液浓缩现象，包括红细胞计数、血红蛋白量和血细胞比容均明显增高。血清 Na^+ 等一般无明显降低。尿相对密度增高。动脉血气分析可判断是否有酸（碱）中毒存在。

4.治疗

原发病的治疗十分重要，消除病因则缺水很容易纠正。对等渗性缺水的治疗，可静脉滴注平衡盐溶液或等渗盐水以补充血容量。对有血容量不足症状者需快速静脉滴注上述溶液约 3 000 mL（按体重 60 kg 计算），以恢复其血容量。对血容量不足表现不明显者，可给病人上述用量的 1/2～2/3，即 1 500～2 000 mL，以补充缺水、缺钠量。同时还应补给日需要水量 2 000 mL 和氯化钠 4.5 g。常用的平衡盐溶液有乳酸钠溶液和复方氯化钠注射液（1.86% 乳酸钠溶液和复方氯化钠溶液体积比为 1:2）、碳酸氢钠溶液和等渗盐水注射液（1.25% 碳酸氢钠溶液和等渗盐水注射液体积比为 1:2）两种，其电解质含量与血浆相似，应作为首选。如果大量输入等渗盐水，则有引起高氯性酸中毒的危险。一般在尿量达 40 mL / h 后开始补钾。

（二）低渗性缺水

低渗性缺水又称慢性缺水或继发性缺水。由于失钠多于失水，血清钠低于正常范围，细胞外液呈低渗状态。代偿机制表现为抗利尿激素分泌减少使尿量排出增多，从而提高细胞外液渗透压。为避免血容量的减少，机体将不再顾及渗透压的维持。肾素-醛固酮系统兴奋，使肾减少排钠，增加 Cl 和水的再吸收。血容量下降又会刺激垂体后叶，使抗利尿激素分泌增多，出现少尿。如血容量继续减少，上述代偿功能无法维持血容量时将出现休克。

1. 病因

主要病因有：

1）胃肠道消化液持续性丢失，如反复呕吐、长期胃肠减压引流或慢性肠梗阻。

2）大创面的慢性渗液。

3）应用排钠利尿剂时未补给适量的钠盐，导致体内缺钠多于缺水。

4）等渗性缺水治疗时补充水分过多。

2. 临床表现

临床表现随缺钠程度不同而不同。一般均无口渴感，常见症状有恶心、呕吐、头晕、视物模糊、软弱无力、起立时易晕倒等。当循环血量明显减少时，肾的滤过率相应降低，体内代谢产物潴留，可出现神志淡漠、肌痉挛性疼痛、腱反射减弱和昏迷等。

根据缺钠程度，低渗性缺水可分为三度：轻度缺钠者血钠浓度在 135 mmol / L 以下，病人感疲乏、头晕、手足麻木，尿 Na^+ 减少；中度缺钠者血钠浓度在 130 mmol / L 以下，病人除上述症状外还有恶心、呕吐、脉搏细速、血压不稳或下降、脉压变小、视物模糊、站立性晕倒、尿量少，尿中几乎不含钠和氯；重度缺钠者血钠浓度在 120 mmol / L 以下，病人神志不清，腱反射减弱或消失，出现木僵、昏迷，甚至休克。

3. 诊断

根据病史和临床表现，可初步诊断。进一步检查包括：①尿液检查，尿相对密度常低于 1.010，尿 Na^+ 和 Cl^- 明显减少；②血钠浓度低于 135 mmol / L；③红细胞计数、血红蛋白量、血细胞比容及血尿素氮值均有增高。

4. 治疗

应积极处理致病原因。静脉给予含盐溶液和高渗盐水以纠正细胞外液低渗性状和补充血容量。低渗性缺水的补钠量可按下列公式计算。

需补充的钠量（mmol）=[血钠正常值（mmol / L）－血钠测定值（mmol / L）]×体重（kg）×0.6（女性为 0.5）

计算量当天先补 1/2 钠，其余的 1/2 钠在第 2 天补给。此外还应补给日需液体量2 000 mL 和正常每天需钠量 4.5 g。

在补充血容量和钠盐后，由于机体有代偿能力，合并的酸中毒常可同时得到纠正。如动脉血气分析测定提示酸中毒仍未完全纠正，则可静脉滴注 5% 碳酸氢钠溶液 100～200 mL 或平衡盐溶液 500 mL。在尿量达到 40 mL／h 后，同样要注意钾盐的补充。

（三）高渗性缺水

高渗性缺水又称原发性缺水。由于缺水多于缺钠，故血钠高于正常范围，细胞外液渗透压升高。严重缺水使细胞内外液量都有减少。机体代偿机制：高渗状态刺激口渴中枢，病人饮水使体内水分增加，以降低细胞外液渗透压。此外，抗利尿激素分泌增多，使肾小管对水的重吸收增加，尿量减少，也可使细胞外液的渗透压降低和恢复其容量。如缺水加重致循环血量显著减少，又会引起醛固酮分泌增加，促进对钠和水的再吸收，以维持血容量。

1. 病因

主要病因有：

1）摄入水分不够，如食管癌致吞咽困难、重危病人给水不足等。

2）水分丧失过多，如高热大量出汗、大面积烧伤暴露疗法等。

2. 临床表现

可将高渗性缺水分为 3 度：轻度缺水者除口渴外，无其他症状，缺水量为体重的 2%～4%；中度缺水者除极度口渴外，有乏力、尿少和尿相对密度增高，皮肤失去弹性，眼窝下陷，常有烦躁不安，缺水量为体重的 4%～6%；重度缺水者除上述症状外，出现躁狂、幻觉，甚至昏迷，缺水量超过体重的 6%。

3. 诊断

病史及临床表现有助于诊断。实验室检查包括：

1）尿相对密度高。

2）红细胞计数、血红蛋白量、血细胞比容轻度升高。

3）血清钠浓度升高，在 150 mmol／L 以上。

4. 治疗

解除病因具有重要性。无法口服的病人，可静脉滴注 5% 葡萄糖溶液或低渗氯化钠（0.45%）溶液，补充已丧失的液体。补充液体量的估计方法有：

1）根据临床表现，估计丧失水量占体重的百分比，成人每丧失体重的 1% 需补液 400～500 mL。

2）根据血 Na^+ 浓度计算：

补水量（mL）=[血钠测定值（mmol／L）－血钠正常值（mmol／L）]× 体重（kg）×4

计算所得的补水量不宜在当天一次输入，一般可分两天补给。治疗一天后应监测全身情况及血钠浓度，必要时可调整次日的补水量。补水量中还应包括每天正常需要量 2 000 mL。由于高渗性缺水者也缺钠，所以如果只补给水分而不补适当的钠可能会出现低钠血症。

（四）水中毒

水中毒又称稀释性低钠血症，是指机体的摄入水总量超过了排出水量，以致水分在体内潴留，引起血浆渗透压下降和循环血量增多。

1. 病因

病因主要有：

1）各种原因所致的抗利尿激素分泌过多。

2）肾功能不全，排尿能力下降。

3）机体摄入水分过多或接受过多的静脉输液。水中毒时，细胞外液量明显增加，血清钠浓度降低，渗透压亦下降，水分则由细胞外移向细胞内，结果使细胞内、外液的渗透压均降低，同时液体量亦增加。此外，已增加的细胞外液量又抑制了醛固酮的分泌，使远曲小管减少对 Na^+ 的重吸收，使 Na^+ 从尿中排出增多，血清钠浓度进一步降低。

2. 临床表现

水中毒对机体影响最大的是脑神经组织。可分为急性及慢性两类。急性水中毒时，水过多所致的脑细胞肿胀可造成颅内压增高，引发一系列神经、精神症状，如头痛、嗜睡、躁动、谵妄，甚至昏迷。若发生脑疝则出现相应的神经定位体征。慢性水中毒的症状往往被原发疾病的症状所掩盖。可有软弱无力、恶心、呕吐、嗜睡等。体重明显增加，皮肤苍白而湿润。有时唾液、泪液增多。实验室检查可发现：红细胞计数、血红蛋白量、血细胞比容和血浆蛋白量均降低；血浆渗透压降低，以及红细胞平均容积增加和红细胞平均血红蛋白浓度降低，提示细胞内、外液量均增加。

3. 治疗

水中毒病人一经诊断应立即停止水分摄入。程度严重者，还需用利尿剂以促进水分的排出。一般可用渗透性利尿剂，如 20% 甘露醇溶液或 25% 山梨醇溶液 200 mL 静脉快速滴注（20 min 内滴完），可减轻脑细胞水肿和增加水分排出。也可静脉注射（简称静注）利尿剂，如呋塞米和依他尼酸。还可静脉滴注高渗的 5% 氯化钠溶液，以迅速改善体液的低渗状态和减轻脑细胞肿胀。

二、体内钾的异常

钾有许多重要的生理功能，参与维持细胞内液的渗透压和酸碱平衡，维持神经肌肉的应激性，以及维持心肌正常功能等。正常血清钾浓度为 3.5～5.5 mmol / L。钾的代谢异常有低钾血症和高钾血症，前者更常见。

（一）低钾血症

血清钾的浓度低于 3.5 mmol/L 时，表示有低钾血症。

1. 病因

病因主要有：

1）钾摄入不足：见于长期进食不足的病人，如手术后长期禁食或昏迷病人。

2）钾的丧失过多：经消化道丢失，见于大量丧失消化液，如呕吐、腹泻、胃肠减压、消化道瘘等；经肾脏丢失，见于大量排尿或长期应用肾上腺皮质激素、利尿剂，急性肾衰竭多尿期病人。

3）钾由细胞外进入细胞内：见于大量输入葡萄糖、应用胰岛素及碱中毒的病人。

2. 临床表现

最早表现为肌无力，先是四肢软弱无力，以后延及躯干和呼吸肌，眼睑下垂、蹲下不能站起、卧床不能翻身。可以出现软瘫、腱反射减弱或消失。呼吸肌麻痹可出现呼吸困难和窒息。胃肠道平滑肌收缩无力，可使病人恶心、呕吐和便秘、腹胀等，严重者可发生麻痹性肠梗阻。心脏受累主要表现为传导阻滞和房性及室性期前收缩，末梢血管扩张、血压下降和心脏扩大。严重者可发生心力衰竭。典型心电图改变为早期出现 T 波降低、变平或倒置，随后出现 ST 段降低，Q-T 间期延长和出现 U 波（图 4-1）。但并非每个病人都有心电图改变，故不应单凭心电图异常来诊断低钾血症。另外低钾血症可致代谢性碱中毒。此时，病人尽管是碱中毒，但尿却呈酸性，称为反常性酸性尿。

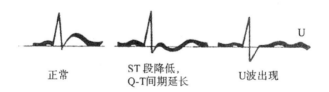

| 正常 | ST 段降低，Q-T 间期延长 | U 波出现 |

图 4-1 低钾血症的心电图改变

3. 治疗

应尽早去除导致低钾血症的原因，减少或终止钾的继续丢失。低钾血症，临床上常用的钾制剂是氯化钾。除能补钾外，一起输入的氯还有助于减轻碱中毒。补钾应尽量采取口服的方法，对不能口服或缺钾严重者，应静脉补钾。由于细胞外液的钾总量仅为 60 mmol / L，如从静脉输入含钾溶液过快，血钾会在短期内明显增高，将有致命的危险。因此静脉补钾应注意以下原则：

1）只能用静脉缓慢点滴，禁忌静脉推注。

2）补钾溶液中氯化钾浓度应小于 40 mmol/L。

3）含钾溶液输注速度应控制在 20 mmol / h 以下。

4）每天总量一般为 40～80 mmol，以每克氯化钾含钾 13.4 mmol 计算，合计每天补氯化钾 3～6 g。

5）见尿补钾，补钾时尿量应大于 40 mL／h。治疗低钾血症，一般需要 3～5 天的时间。

（二）高钾血症

血清钾的浓度高于 5.5 mmoL／L 时，表示有高钾血症。

1. 病因

主要有：

1）钾的摄入过量，如服用含钾药物过多，或静脉输入钾盐过快，亦见于大量输入库存血等。

2）钾的排出障碍，见于肾功能不全、应用保钾利尿剂（如螺内酯、氨苯蝶啶等）病人。

3）钾由细胞内移向细胞外，见于溶血、酸中毒和大面积损伤如挤压伤等。

2. 临床表现

轻度高钾血症无特殊表现，有时有轻度神志模糊或淡漠、感觉异常和四肢麻木等。严重高钾血症（血清钾超过 7 mmol／L）时，表现为四肢麻木、乏力、皮肤苍白、发冷、血压下降、心率缓慢，甚至心搏骤停。典型的心电图改变为早期 T 波高而尖，Q-T 间期延长，随后出现 QRS 增宽，P-R 间期延长（图 4-2）。

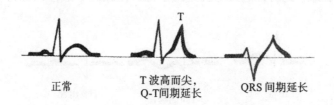

正常　　　　　T 波高而尖，　　　　QRS 间期延长
　　　　　　　Q-T 间期延长

图 4-2　高钾血症的心电图改变

3. 治疗

高钾血症的病人有心搏骤停的危险，在处理原发疾病的同时还应做如下处理：

1）禁钾停止摄入一切含钾的食物和药物（包括青霉素钾盐），避免输入库存血等。

2）降低血清钾的浓度。

（1）使 K^+ 暂时转移至细胞内

1）一般先静脉注射 5% 碳酸氢钠溶液 60～100 mL，然后以 100～200 mL 做静脉滴注维持。

2）静脉注射高渗葡萄糖溶液，使细胞外液中的 K^+ 随葡萄糖转化为糖原的过程中进入细胞内。一般用 25% 葡萄糖溶液 100～200 mL 加胰岛素 5～10 U，静脉滴注，必要时可每 3～4 h 重复给药 1 次。

3）对于肾功能不全，不能输液过多者，可用 10% 葡萄糖酸钙 100 mL、11.2% 乳酸钠溶液 50 mL、25% 葡萄糖溶液 400 mL，加入胰岛素 20 U，做 24 h 缓慢静脉滴入。

（2）促进 K^+ 排泄

1）静脉推注呋塞米 40 mg。

2）应用阳离子交换树脂，可以从消化道排出较多的 K^+。

3）应用透析疗法（腹膜透析或血液透析）可迅速将多余的 K^+ 排出体外。

（3）对抗心律失常

钙与钾有对抗作用，故静脉注射 10% 葡萄糖酸钙溶液 20 mL，能缓解 K^+ 对心肌的毒性作用。此法可重复使用。也可将 10% 葡萄糖酸钙溶液 30～40 mL 加入静脉补液内滴注。

三、体内钙的异常

机体内绝大部分钙（99%）以磷酸钙和碳酸钙的形式储存于骨骼中。血清钙浓度为 2.25～2.75 mmol / L，其中约半数为蛋白结合钙，5% 为与有机酸结合的钙，这两个部分合称非离子化钙。其余的 45% 为离子化钙，这部分钙起着维持神经肌肉稳定性的作用。离子化和非离子化钙的比例受到血 pH 值的影响，pH 值减小可使离子化钙增加，pH 值增大可使离子化钙减少。不少外科病人可发生不同程度的钙代谢紊乱，特别是发生低钙血症。

（一）低钙血症

低钙血症可发生在急性重症胰腺炎、坏死性筋膜炎、肾衰竭、消化道瘘和甲状旁腺功能受损的病人。甲状旁腺功能受损多发生在甲状腺切除手术（尤其是双侧手术）影响了甲状旁腺的血供或甲状旁腺被一并切除，或是颈部放射治疗的病人。

低钙血症的临床表现与血清钙浓度降低使神经肌肉兴奋性增强有关，病人有容易激动、口周和指（趾）尖麻木及针刺感、手足抽搐、肌肉痛、腱反射亢进以及 Chvostek 征阳性等表现。血清钙浓度低于 2.0 mmol / L 有确诊价值。

治疗低钙血症时，应积极治疗原发疾病，同时用 10% 葡萄糖酸钙溶液 10～20 mL 或 5% 氯化钙溶液 10 mL 做静脉注射，以缓解症状。必要时可 8～12 h 后重复注射。纠正同时存在的碱中毒，将有利于提高血清中离子化钙的含量。对甲状旁腺功能受损的病人，可口服钙剂及补充维生素 D，以减少钙剂的静脉用量。必要时可进行甲状旁腺移植。

（二）高钙血症

高钙血症主要发生于甲状旁腺功能亢进症病人，如甲状旁腺增生或腺瘤者。其次是恶性肿瘤骨转移病人，特别是接受雌激素治疗的骨转移性乳癌病人，转移至骨骼的肿瘤细胞可致骨质破坏，骨钙释放，使血清钙升高。

高钙血症的早期症状有疲乏、软弱、厌食、恶心、呕吐和体重下降。血清钙浓度进一步增高，可出现严重头痛、背和四肢疼痛、口渴和多尿等。甲状旁腺功能亢进者可发生肾结石、难治性消化性溃疡、广泛的骨质疏松，甚至病理性骨折等。血清钙浓度高达 4～5 mmol / L 时可能有生命危险。

对于甲状旁腺功能亢进症者，应及时手术治疗，切除腺瘤或增生的腺体组织，可彻底治愈。对恶性肿瘤骨转移病人，可预防性地给予低钙饮食，并注意补充足够水分，以利于钙的排泄。

第三节　酸碱平衡失调

一、代谢性酸中毒

代谢性酸中毒（metabolic acidosis）指体内酸性物质积聚或产生过多，或 HCO_3^- 丢失过多而导致的血液 pH 值低于 7.35。

1. 原因

1）摄入酸过多：如过多进食酸性食物或输入酸性药物。

2）代谢产酸过多：如严重损伤、腹膜炎、高热或休克时，分解代谢增加及无氧酵解过程中产生的乳酸、酮酸等增多。

3）肾排酸减少：如肾功能不全或醛固酮缺乏或应用肾毒性药物等，可影响内源性 H^+ 的排出。

4）碱丢失过多：如腹泻、胆瘘、肠瘘或胰瘘等致大量碱性消化液丧失或肾小管上皮不能重吸收 HCO_3^- 等。

2. 临床表现

轻者症状常被原发病掩盖。重症较典型的症状为呼吸深而快，呼吸频率可达 50 次 / 分，呼出气体有酮味。神经系统可出现疲乏、眩晕、嗜睡、感觉迟钝或烦躁不安，甚至意识模糊或昏迷，伴对称性肌张力减低，腱反射减弱或消失。可有面色潮红、心率加快、血压偏低，易发生休克、心律失常等。多数病人伴有缺水症状和体征。

3. 辅助检查

血气分析：代偿期血液 pH 值、$[HCO_3^-]$ 和 $PaCO_2$ 有一定程度降低；可伴高钾血症；失代偿期 pH 值和 $[HCO_3^-]$ 明显下降，$PaCO_2$ 正常。

4. 治疗原则

积极处理原发病和消除诱因，是代谢性酸中毒的首要措施。当血浆 $[HCO_3^-]$ 为 16～18 mmol / L 时，一般在消除病因和纠正缺水后，酸中毒基本纠正，不需碱剂治疗；而血浆 $[HCO_3^-]$ 低于 10 mmol / L 时，则必须给予碱剂治疗。常用碱性溶液为 5%

碳酸氢钠，一般成人给予 125～250 mL，用药后 2～4 h 复查动脉血气分析和血清电解质，根据情况再制订后续治疗方案。纠正酸中毒时，应注意适时补充钙和钾。

二、代谢性碱中毒

代谢性碱中毒（metabolic alkalosis）指体内 H^+ 丢失或 HCO_3^- 增多而导致的血液 pH 值高于 7.45。

1. 原因

1）H^+ 丢失过多：如严重呕吐、长期胃肠减压，可使大量 HCl 丢失。

2）碱性物质摄入过多：如长期服用碱性药物或大量输注库存血，后者所含抗凝剂入血后可转化为 HCO_3^-。

3）低钾血症：当血清钾降低时，细胞内钾离子向细胞外转移，细胞内的 3 个 K^+ 与细胞外的 2 个 Na^+ 和 1 个 H^+ 进行交换，使细胞外液 H^+ 浓度降低。

4）利尿剂使用：如呋塞米、依他尼酸等可抑制肾近曲小管对 Na^+ 和 Cl^- 的重吸收，导致低氯性碱中毒。

2. 临床表现

轻者症状多被原发病所掩盖。重者可出现呼吸变浅变慢、头晕、嗜睡、谵妄或昏迷，可伴有缺水症状和体征。因离子化钙减少，可出现手足抽搐、腱反射亢进等。

3. 辅助检查

血气分析：代偿期血液 pH 值、$[HCO_3^-]$ 和 $PaCO_2$ 有一定程度增高，可伴低钾和低氯血症；失代偿期 pH 值和 $[HCO_3^-]$ 明显增高，$PaCO_2$ 正常。

4. 治疗原则

对丧失胃液所致的代谢性碱中毒，可输注等渗盐水或葡萄糖盐水，经过这种治疗既恢复了细胞外液量，又补充 Cl^-，使轻症低氯性碱中毒得到纠正。必要时可补充盐酸精氨酸溶液，它既可补充 Cl^-，又可中和过多的 HCO_3^-。另外，碱中毒时几乎都存在低钾血症，故需同时补给氯化钾，补 K^+ 之后可纠正细胞内、外离子的异常交换，终止从尿中继续排 H^+，将利于加速碱中毒的纠正。严重代谢性碱中毒（$[HCO_3^-]$45～50 mmol / L, pH>7.65）时，为尽快中和细胞外液中过多的 HCO_3^-，可应用稀释的盐酸溶液。

三、呼吸性酸中毒

呼吸性酸中毒（respiratory acidosis）指肺泡通气及换气功能减弱，不能充分排出体内生成的 CO_2，使血液中 $PaCO_2$ 增高而引起的高碳酸血症，血液 pH 值低于 7.35。

1. 原因

1）急性肺通气障碍：如全身麻醉过深、镇静剂过量、呼吸机管理不当、喉或支气管痉挛、急性肺气肿、严重气胸、胸腔积液、心搏骤停等。

2）慢性阻塞性肺疾病：如肺组织广泛纤维化、重度肺气肿等。

2. 临床表现

呼吸系统的主要临床表现为胸闷、气促和呼吸困难。因 CO_2 潴留脑血管扩张，可出现颅内压增高、脑水肿等情况，病人出现持续性头痛，甚至表现出脑疝的症状和体征。因酸中毒和高钾血症，可发生心律失常。

3. 辅助检查

血气分析：pH 值降低、$PaCO_2$ 增高、$[HCO_3^-]$ 正常。

4. 处理原则

在积极去除诱因和治疗原发病的同时，改善通气功能，必要时做气管插管或气管切开术，以排除过多的 CO_2。

四、呼吸性碱中毒

呼吸性碱中毒（respiratory alkalosis）指由于肺泡通气过度、体内 CO_2 排出过多，使血液中 $PaCO_2$ 降低而引起的低碳酸血症，血液 pH 值高于 7.45。

1. 原因

癔症、高热、疼痛、创伤、感染、低氧血症、呼吸机辅助通气过度等。

2. 临床表现

可出现呼吸急促、心率增快、头昏、晕厥、表情淡漠或意识障碍。还可出现低血钙的表现：手足和口周麻木及针刺感、肌震颤、手足抽搐及低钙束臂（trousseau）征阳性。

3. 辅助检查

血气分析：pH 值增高、$PaCO_2$ 和 $[HCO_3^-]$ 降低。

4. 处理原则

在治疗原发疾病和去除病因的同时，采取限制通气的措施，如用纸袋罩住口鼻减少 CO_2 的呼出。

第四节　临床处理的基本原则

水、电解质及酸碱平衡失调是临床上很常见的病理生理改变。无论是哪一种平衡失调，都会造成机体代谢的紊乱，进一步恶化可导致器官功能衰竭，甚至死亡。

一、处理水、电解质及酸碱平衡失调的基本原则

1. 充分掌握病史，详细检查病人体征

1）了解是否存在可导致水、电解质及酸碱平衡失调的原发病。

2）有无水、电解质及酸碱平衡失调的症状及体征。

2. 即刻的实验室检查

1）血、尿常规，血细胞比容，肝、肾功能，血糖。

2）血清 K^+、Na^+、Cl^-、Ca^{2+}、Mg^{2+} 等。

3）动脉血气分析。

4）必要时做血、尿渗透压测定。

3. 综合病史及上述实验室资料

确定水、电解质及酸碱失调的类型及程度。

4. 制定辅助治疗方案

在积极治疗原发病的同时，制订纠正水、电解质及酸碱失调的治疗方案。

如果存在多种失调，应分轻重缓急，依次予以调整纠正。首先要处理的应该是：

1）积极恢复病人的血容量，保证循环状态良好。

2）缺氧状态应予以积极纠正。

3）严重的酸中毒或碱中毒的纠正。

4）重度高钾血症的治疗。

二、体液和酸碱平衡失调的综合防治措施

1. 补充每日需要量

不能进食的病人，每日仍然有体液排出及热量消耗，由此可以导致缺水、缺钠、缺钾和酮症酸中毒。每日应补充当日需要量，包括水 2 000～2 500 mL（30～40 mL/kg），内含葡萄糖 100 g 以上、NaCl 4～5 g、KCl 3～4 g。

2. 对特殊病人

对发热、大量出汗和已做气管切开的病人，应增加补给量一般体温每升高 1℃，从皮肤丧失低渗体液 3～5 mL/kg。中度出汗的病人，丧失体液 500～1 000 mL，其中含 NaCl 1.25～2.5 g。气管切开的病人，每日自呼吸蒸发的水分比正常多 2～3 倍，计 1 000 mL 左右。

3. 手术前后的补液手术前

如果病人的情况良好，施行的是择期性或限期性手术、小型手术，则不必补液；但大型手术需于手术当日清晨开始补液。手术中，除补给当日需要量外，还要加补手术野蒸发、体温升高、人工呼吸等额外丧失量。手术后，在胃肠功能恢复之前，需补液数日。手术时，由于细胞的破坏，钾由细胞内不断移出，血清 K^+ 增多，不宜在手术后最初 1～2 日补钾，但对手术后 3 日以上不能进食者，每日应补给 10% 氯化钾溶液 30～40 mL。，避免钾的缺乏。

4.补液的具体方法

应从下列三个方面来考虑：

1）当日需要量。

2）已丧失量。

3）额外丧失量。

（1）当日需要量

2 000～2 500 mL，内含 NaCl 4～5 g, KCl 3～4 g，葡萄糖至少 100 g。

（2）已丧失量

已丧失量可以通过临床表现估计，也可通过公式计算。已丧失量不宜一次补足，一般当日先补给 1／2，其余 1／2 量在第二、第三日内根据当时情况分次补给。

（3）额外丧失量

外科病人的额外丧失量，主要有：

1）胃肠道的额外丧失液。

2）内在性失液。

3）发热、出汗失液。额外丧失量一般在第二日给予补充，原则是丢多少、补多少。

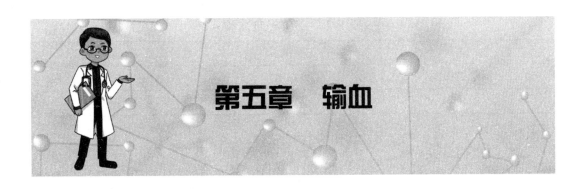

第五章 输血

输血是治疗外伤、失血、感染等多种疾病引起的血液成分丢失、破坏、血容量降低和抢救危重患者的重要措施之一。

第一节 血型的概念

血型实质上是指红细胞表面各种抗原的差异。构成血型抗原的糖蛋白不仅存在于红细胞表面，也存在于白细胞和血小板表面，而且也存在于人体大多数组织和分泌液中，如唾液、血清、汗液等，统称为血型物质。自 1901 年首次发现红细胞的 ABO 血型以来，迄今已陆续发现了 26 个血型系统和 400 多种红细胞抗原，目前临床上常用的是 ABO 血型和 Rh 血型系统。

一、ABO 血型

红细胞含有不同的凝集原（抗原），血清中有不同的凝集素（抗体）。通常按红细胞所含凝集原和血清中所含凝集素的不同确定血型，即 "A" "B" "AB" 及 "O" 型（表 5-1）。

表 5-1 各类血型凝集原与凝集素的关系

血型	凝集原（红细胞）	凝集素	血型	凝集原（红细胞）	凝集素
A	A	抗 B	AB	A 和 B	无
B	B	抗 A	O	无	抗 A 和抗 B

我国人口的 ABO 血型以 O 型血最多，AB 型血最少，其分布因地区和民族不同而有很大的差异。在 ABO 血型中 A 型血和 B 型血还可有亚型存在。

输血时应以输同型血为原则。在输全血或输红细胞之前，虽然已证明供血者与受血者的 ABO 血型相同，还必须常规做交叉配血试验（表 5-2）。配血原则分为主侧（直接）试验和次侧（间接）试验，两者必须都没有凝集现象或溶血现象时，才能输血。

表5-2　交叉配血试验

	直接（主侧）试验	间接（副侧）试验
红细胞混悬液	供血者	受血者
血清	受血者	供血者

二、Rh 血型

Rh 血型抗原与恒河猴红细胞上的抗原是相同的。凡是红细胞上有这种抗原者（即含 Rh 凝集原）则称为 Rh 阳性，凡是红细胞上没有这种抗原者（即不含 Rh 凝集原）则称为 Rh 阴性。Rh 血型在临床上的重要性包括以下两个方面。

1. Rh 阴性患者接受 Rh 阳性的血液

第一次输血时不发生反应，但输血后 2～3 周可产生 Rh 抗体，下次再输入 Rh 阳性的血液，即可产生溶血性反应。所以 Rh 阴性的患者应输 Rh 阴性的血液。

2. 胎儿 Rh 血型

如母亲为 Rh 阴性，父亲是 Rh 阳性，则胎儿可能是 Rh 阳性。

Rh 阳性胎儿的红细胞进入母体循环后，可刺激母亲产生 Rh 抗体，这种 Rh 抗体进入胎儿血循环后，将大量地破坏胎儿的红细胞，使胎儿发生先天性溶血性黄疸，造成死胎或流产。如娩出后新生儿仍存活，可用换血疗法挽救。

第二节　外科输血的适应证、禁忌证及输血方法

一、适应证

（一）大量失血

输血可以纠正血容量不足，补充有效循环血量，用于治疗因手术、严重创伤、烧伤或其他各种原因所致的低血容量休克。此外，通过输血还可改善心功能和全身的循环灌流，并通过增加血红蛋白来提高血液的携氧能力。

（二）贫血或低蛋白血症

手术前贫血或血浆蛋白过低，会使患者对麻醉和手术的耐受力明显降低，术后也容易发生各种并发症，因此必须在术前给予纠正。

（三）重症感染

输血可提供各种血浆蛋白，包括抗体、补体等，增强患者的抗感染和修复能力。

常用于全身性严重感染或脓毒症、恶性肿瘤化疗后严重骨髓抑制、继发的难治性感染者。通常采用少量多次输新鲜血或浓缩免疫球蛋白制品的方法，输注浓缩粒细胞配合抗生素的应用对严重感染者也有较好疗效。

（四）凝血功能异常

输入新鲜全血或冰冻血浆以预防和治疗因凝血障碍所致的出血。最好应根据引起凝血异常的原因补充相关的血液成分，即成分输血。如血友病者输凝血因子Ⅷ，纤维蛋白原缺乏症者输纤维蛋白原制剂，血小板减少症或血小板功能障碍者输注血小板。

二、禁忌证

输血并无绝对禁忌证，但有以下情况输血应慎重：①充血性心力衰竭；②急性肺水肿、恶性高血压、脑溢血及脑水肿等；③各种原因所致的肾功能衰竭，有明显的氮质血症；④肝功能衰竭及各种黄疸，尤其是肝细胞性黄疸和溶血性黄疸患者，忌用全血。

三、输血的注意事项

（一）输血前

详细核对受血者和供血者的姓名、血型、血瓶号、交叉配血试验的结果及受血者的住院号、床号等。

（二）血袋

应检查血袋有无破损，血液颜色有无异常。

（三）注意保存时间

从血库取出的血液，一般不得超过 4 小时。用开放法采集的血液应在 3～4 小时内输完。

（四）输血过程中

应密切观察患者有无输血反应，尤其注意体温、脉率、血压及尿色。有严重反应时，应立即停止输血并及时进行以下处理：①取血样重新鉴定血型和交叉配血；②取血袋内血做细菌学检查；③采患者尿液，检查有无游离血红蛋白；④保留剩余血液以备化验检查。

（五）输血后

血袋应保留 2 小时，以备核查。

第三节　输血反应及并发症

有 3%~10% 的患者可出现不同程度的输血反应和并发症，严重者甚至危及生命。

一、非溶血性发热反应

非溶血性发热反应是最常见的一种输血反应。引起发热的多见原因是存在致热原，致热原多为细菌的代谢产物。引起发热的另一个原因是多次输血或生产后，在患者血清中逐渐产生白细胞抗体或血小板抗体，再次输血时，对输入的白细胞或血小板发生抗原抗体反应而引起发热。

（一）症状

多发生在输血后 1~2 小时内（快者可在 15 分钟左右）。患者先出现发冷或寒战，继而出现高热，体温可达 39℃~41℃，常伴有恶心、呕吐、头痛、皮肤潮红及周身不适，但血压无明显变化，症状可于 1~2 小时内完全消退，伴随大汗，体温逐渐降至正常。

（二）处理

1）立即减慢输血速度，症状严重者停止输血。

2）血标本应立即送血库复查，并作细菌培养。

3）使用阿司匹林等解热镇痛药物并可用物理降温，寒战者可肌肉注射异丙嗪 25 mg 或哌替啶 50 mg，并注意保暖。

（三）预防

对多次出现输血发热反应而原因不明者，宜输入洗涤红细胞。

二、过敏反应

过敏反应也是比较常见的输血反应。主要原因是抗原抗体反应、活化补体和血管活性物质释放所致，或者患者缺乏 IgA 亚类。前者因过去输血或妊娠发生同种免疫作用，或无明显免疫史产生了特异性抗 IgA 抗体，过敏反应较重；后者产生有限特异性 IgA 抗体，过敏反应较轻。

（一）症状

过敏反应多在输入几毫升全血或血液制品后立刻发生，症状出现越早反应越严重。主要表现为面色潮红、局部红斑、皮肤瘙痒，出现局限性或广泛性的荨麻疹，严重者可出现哮喘、喉头水肿、呼吸困难、神志不清、血压降低，甚至发生过敏性休克而危及生命。

（二）处理

1）应用抗组胺药物，也可用肾上腺皮质激素如地塞米松 5～10 mg 肌注或静滴。

2）立即停止输血，吸氧，并立即皮下注射 1∶1 000 的肾上腺素 0.5～1 mL。

3）有休克者应积极采取抗休克措施。

4）如发生会厌水肿，应立即静脉滴注地塞米松 5～10 mg，必要时行气管插管或气管切开术，以防窒息。

（三）预防

1）有过敏史者不宜献血，要求供血者在采血前 4 小时起要禁食或少量清淡饮食，不吃富含蛋白质的食物。

2）对有过敏史或以前输血有过敏反应的受血者，可在输血前 1～2 小时口服苯海拉明 25 mg 或在输血前 15 分钟肌注异丙嗪 25 mg。

3）对于 IgA 水平低下或存在 IgA 抗体的患者，应输不含 IgA 的血液制品。

三、溶血反应

输血后，输入的红细胞或受血者自身的红细胞被大量破坏引起的一系列临床溶血表现，称为溶血反应。它是输血过程中最严重的并发症。绝大多数是免疫性的，即输入 ABO 血型不合的红细胞而造成的。少数是非免疫性的，如输入低渗液体，冰冻或过热破坏红细胞等。

（一）症状

典型的急性溶血反应多在输血 10～20 mL 后，患者突感头痛、呼吸急促、心前区压迫感、全身麻木或剧烈腰背部疼痛（有时可反射到小腿）。严重时可出现寒战高热、呼吸困难、脉搏细弱、血压下降、休克，继而出现黄疸、血红蛋白尿，并相继出现少尿、无尿等肾功能衰竭的症状。麻醉中的手术患者唯一最早的征象是心动过速、手术区内出血突然增加和低血压。

（二）处理

1）凡怀疑有溶血反应者，立即停止输血。

2）核对受血者与供血者的姓名、血型、交叉配血试验及贮血瓶标签等，必要时应重新做血型及交叉配血试验。

3）将剩余血液做涂片及细菌培养，以排除细菌污染反应。

4）溶血反应早期的治疗重点是积极抗休克、维持循环功能、保护肾功能和防治弥散性血管内凝血（DIC）。

5）在未查明溶血原因之前，不能再输血。可输入新鲜血浆、6% 中分子右旋糖酐或 5% 白蛋白液以补充血容量，维持血压。若查明溶血原因，则可输入新鲜同型血以补充凝血因子，重者也可采用换血疗法，以减少游离血红蛋白对肾脏的损害。

6）升压药物可选用阿拉明或多巴胺等。

7）保护肾功能，发生少尿、无尿时按照急性肾衰竭处理。

8）防治 DIC 的治疗。

（三）预防

关键在于严格核对患者和供血者姓名、血型及配血报告，采用同型输血。此外还应避免一切可引起溶血的操作。

四、细菌污染反应

细菌污染反应是由于血液或输血用具被细菌污染而引起的输血反应，相对较少见，可出现感染性休克。

（一）症状

轻者常被误认为发热反应。在输入少量血液后即可突然出现寒战、高热、头痛、烦躁不安、大汗、呼吸困难、发绀、恶心、呕吐、腹痛、腹泻、脉搏细数、血压下降等类似感染性休克的表现，白细胞计数明显升高。

（二）处理

1）立即停止输血。

2）积极抗休克、抗感染。

3）对患者血和血袋血同时做涂片与细菌培养检查。

（三）预防

1）从采血至输血的全过程中，各个环节都要严格遵守无菌操作。

2）输血前要认真检查血液质量，如怀疑有细菌污染可能应废弃不用。

五、循环超负荷

对于心脏代偿功能减退的患者，输血过多、过快，可出现循环超负荷，导致充血性心力衰竭和急性肺水肿。

（一）症状

突发心率加快，咳嗽，甚至呼吸困难，肺部大量湿性啰音，咳大量血性泡沫样痰，皮肤发绀。X 线摄片显示肺水肿影像。

（二）处理

如有明显心衰，则应立即停止输血、吸氧，使用利尿剂、强心剂以减轻循环负荷。

（三）预防

对于老年人或心功能不全者，应严格控制输血速度及输血量。严重贫血患者以输浓缩红细胞为宜。

六、出血倾向

大量快速输血可以引起出血倾向。原因主要是大量输入库存血造成患者体内血小板和各种凝血因子如凝血因子 V、Ⅷ和Ⅸ等的紊乱及血钙降低。

（一）症状

表现为手术中术野广泛渗血，非手术部位皮肤黏膜出现出血点、紫斑或淤血斑，牙龈出血，鼻出血或尿血。

（二）处理

1. 补充缺乏的凝血物质

如缺乏血小板可补充浓缩血小板，凝血因子缺乏可补充凝血因子（又称冷沉淀 AHF）。

2. 止血药物的应用

常用的有 6-氨基己酸、止血敏、立止血等，可抑制纤维蛋白的溶解。

3. 肾上腺皮质激素

激素可以减少血小板、凝血因子的破坏和毛细血管的损害。

（三）预防

在大量输血过程中要适当补充新鲜血，凡给库存血 800 mL 应补充新鲜血 200 mL。

七、疾病传播

病毒和细菌性疾病均可经输血途径传播，其中最常见而严重的是输血后肝炎，主要有乙型肝炎和丙型肝炎。近年来迅速蔓延的艾滋病，此病死亡率极高，目前尚无特效疗法。此外，疟疾、梅毒、巨细胞病毒感染、黑热病、回归热和布氏杆菌病等，均可通过输血传播。

（一）预防

1）严格掌握输血适应证，非必要时应避免输血。

2）严格进行献血员体检，并对其血液和血液制品检测，如 HBsAg、抗 HCV、抗 HIV 及梅毒抗体等检测。

3）在血液制品生产过程中采用有效手段灭活病毒。

4）鼓励自体输血。

第四节　自体输血与成分输血

一、自体输血

自体输血是指收集患者自身的血液或术中失血，然后再回输给患者本人的方法。优点是不用做血型鉴定和交叉配血试验，避免了输血反应和传染性疾病发生，节约血源。缺点是操作及管理比较复杂。

（一）自体输血的适应证

1）有大出血的手术和创伤。

2）估计出血量在 1 000 mL 以上的择期手术，如主动脉瘤切除、肝叶切除等。

3）血型特殊者（无相应供血者，输血困难）。

4）体外循环或低温下的心肉直视手术及其他较大的择期手术与急症手术，可考虑采用血液稀释法。

（二）自体输血的禁忌证

1）血液受胃肠道内容物或尿液等的污染。

2）可能有癌细胞的污染，如恶性肿瘤患者。

3）心、肺、肝、肾功能不全。

4）贫血或凝血因子缺乏者。

5）血液内可能有感染者。

6）胸腹开放性操作超过 4 小时以上者。

（三）自体输血的方式

目前外科自体输血主要通过 3 种方式，即术中回收式自体输血、术前血液稀释、术前预存式自体输血。

二、成分输血

成分输血是把全血和血浆中的各种有效成分经过分离、提纯和浓缩，制成不同成分血液制剂，临床可根据不同患者的需要而选择输用。其优点如下。

1）疗效好。成分输血有效成分浓度高，纯度高，很快就能达到患者对实际缺乏成分所需要的水平。

2）输血安全。成分输血与全血输血相比，可以减轻患者在输血过程中循环系统的负担，减少各种输血反应和输血并发症的发生。

3）节约血源，一血多用。

4）稳定性好，便于保存。

目前临床上能应用的血液成分制品已有 30 多种，主要分为三大类。

1. 血细胞成分

包括红细胞制剂、白细胞制剂和血小板制剂等。

2. 血浆成分

新鲜冰冻血浆、普通冰冻血浆和冷沉淀等。

3. 血浆蛋白成分

人血白蛋白、免疫球蛋白、浓缩凝血因子等。

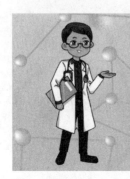

第六章　外科休克

外科危重患者多由创伤、手术、感染等问题导致有效循环血容量不足进而发生休克，其中主要涉及的类型有低血容量性休克以及感染性休克，其中低血容量性休克又分为失血性休克和创伤性休克。

第一节　概述

休克是机体有效循环血容量减少、组织灌注不足所导致的细胞缺氧和功能受损的综合病征。休克的病因有很多，共同特点是有效循环血量锐减，有效循环血量的维持与充足的血容量、足够的心排出量和适宜的血管外周压力有关。休克的本质是组织细胞氧供给不足和需求增加，产生炎症介质是休克的特征。

通常将休克分为低血容量性、感染性、心源性、神经源性和过敏性休克五类，其中低血容量性休克包括失血性休克与创伤性休克。低血容量性和感染性休克在外科最为常见。

一、病理生理

各类共同的病理生理基础为有效循环血量锐减以及组织灌注不足。

1. 血容量减少

低血容量性休克。

2. 心排血量减少

心源性休克，如急性心包填塞，心动过速，急性心肌炎，均可致心排血量减少。

3. 血管容量急剧增加

微循环扩张、血液淤滞是过敏性休克、神经性休克及一部分感染性休克的始动环节。

二、临床表现

按照休克的发病过程可分为休克代偿期和失代偿期，也称休克早期和休克期。

（一）休克早期

精神紧张、兴奋或烦躁不安、皮肤苍白、四肢厥冷、心率加快、脉压小、呼吸加快、尿量减少等。此时若处理及时、得当，休克可较快纠正。

（二）休克期

生情淡漠、反应迟钝，甚至可出现意识模糊或昏迷；出冷汗、口唇肢端发绀；脉搏细速、血压进行性下降。严重时，全身皮肤、黏膜明显发绀，四肢厥冷，脉搏不清、血压无法测出，尿少甚至无尿。

三、诊断

休克的诊断首先应重视病史，凡遇到严重损伤、大量出血、重度感染、过敏患者及心功能不全病史者，应警惕并发休克的可能，根据临床表现、血流动力学改变以及乳酸水平可做出休克的诊断。

（一）精神状态

精神状态是脑组织血液灌注和全身循环状况的反应。如果患者出现意识混浊，表情淡漠，或烦躁不安，但神志尚清楚。这是大脑缺氧的表现，提示脑组织血循环不足，严重休克时，意识逐渐模糊，乃至昏迷。

（二）血压变化

血压只能反应心输出压力和周围阻力，不能代表组织的灌流情况。血压变化有重要的参考价值但不能以血压下降作为诊断休克的唯一标准。在代偿早期，由于周围血管阻力增加，还可能有短暂的血压升高，但舒张压升高更明显，因而脉压差小（20 mmHg 以下），这是休克早期较为恒定的血压变化。只有失代偿时，才出现血压下降，通常认为收缩压 <90 mmHg、舒张压 <20 mmHg 是休克的表现。

（三）脉搏细弱而快

脉率增快多出现于血压下降之前，是休克的早期表现。由于血容量不足，回心血量下降，心脏代偿增快，以维持组织灌流，但每次心搏出量甚少。以后更由于心肌缺氧、收缩乏力，致脉搏无力细如线状，桡动脉、足背动脉等周边动脉摸不清。

（四）皮肤温度、色泽

皮肤温度、色泽是体表灌注情况的标志。患者一般表现为四肢冰冷，皮肤潮湿，轻压指甲或口唇皮肤呈苍白缺血，长时间无法恢复，表明末梢循环不良，出现休克症状。

（五）尿量减少

尿量减少是反应肾血液灌注情况的重要指标。尿少通常是休克早期和休克未完全纠正的表现。早期为肾前性，反映血容量不足、肾血液灌流不良；后期还可能是肾实质性损害。

四、治疗

休克的治疗原则是尽早去除引起休克的原因，尽快恢复有效循环量，纠正微循环障碍，增进心脏功能和恢复人体正常代谢。

（一）一般治疗

休克患者体位一般采取卧位，抬高下肢 20°～30° 或头和胸部抬高 20°～30°、下肢抬高 15°～20° 的体位，以增加回心血量和减轻呼吸的负担。早期建立静脉通路，并用药维持血压，予以吸氧，注意保暖。

对于重症或创伤患者的处理中，应掌握以下原则：

1）保证呼吸道通畅。

2）及时控制活动性出血。

3）手术控制出血的同时予血制品及一定量的晶体溶液扩充血容量。

（二）补充血容量

积极补充血容量是抗休克的关键。补充血容量首选晶体液体，现有证据表明平衡盐溶液可以引起相对少的炎症反应、免疫失调和电解质紊乱。对于低血容量性休克患者，可以联合运用胶体补充血容量；对于感染性休克患者，使用白蛋白作为胶体补充血容量效果更好。

（三）积极处理原发病

外科疾病引起的休克，多存在需要手术处理的原发性病变，如内脏大出血、肠袢坏死、消化道穿孔和脓肿等。在尽快恢复有效循环血量后，及时施行手术处理原发病变，才能有效地治疗休克。

（四）纠正酸中毒及水电解质失衡

轻度酸中毒经早期补充血容量，改善微循环后多能自行纠正。休克早期，可能因过度换气引起低碳酸血症、呼吸性碱中毒。按照血红蛋白氧解离曲线的规律，碱中毒是血红蛋白氧解离曲线左移，氧不易从血红蛋白释出，加重组织缺氧，故不主张早期使用碱性药物。严重休克，酸中毒症状明显者需补给碱性药物，常用 5% 碳酸氢钠。应注意防治高钾血症，一般不补钾，可酌情补充钠、钙、氯。

（五）血管活性药物的应用

血管收缩剂常用的有去甲肾上腺素和间羟胺（阿拉明），适用于血压低于 50 mmHg，而又不能立即输液者或经充分扩容后血压仍低于 60 mmHg。血管扩张剂常用的有多巴胺、山莨菪碱和苄胺唑啉，须充分扩容的基础上使用。临床上常将多巴胺与间羟胺合并使用。

（六）皮质类固醇的应用

皮质类固醇主要适用于感染性休克。

（七）增强心肌收缩力

包括兴奋 α 和 β 肾上腺素能受体兼有强心功能的药物，如多巴胺等，其他还有强心苷如西地兰，可增强心肌收缩力，减慢心率。通常在输液量已经充分但动脉压仍低，而 CVP 检测提示前负荷已经足够的情况下使用。

（八）抗凝治疗应用

肝素、丹参和双嘧达莫等药，使试管法凝血时间延长至 15～30 min，以阻止 DIC 的发展。

（九）其他治疗

包括预防应激性溃疡、保护胃肠黏膜、加强营养支持、免疫调节、控制血糖以及预防深静脉血栓等治疗。

第二节　失血性休克

失血性休克在外科休克中很常见，多见于大血管破裂，腹部损伤引起的肝、脾破裂，胃、十二指肠出血、门静脉高压症所致食管—胃底静脉曲张破裂大出血等。通常在迅速失血超过 20% 时，可出现休克，主要表现为中心静脉压（CVP）降低、回心血容量减少、心排血量下降造成的低血压。在神经-内分泌机制作用下可引起外周血管收缩、血管阻力增加和心率加快以优先保证重要脏器的灌注。补充血容量和积极处理原发病、控制出血是治疗的关键。

一、补充血容量

失血性休克时，快速建立补液通路非常重要，特别是建立中心静脉输液通路，必要时可建立几条通路同时补液，甚至进行加压输液。液体种类的选择，原则是首先经静脉快速滴注平衡盐溶液和人工胶体液，其中，快速输入胶体液更容易恢复血管内容量和维持血流动力学的稳定同时能维持胶体渗透压，持续时间也较长。一般认为，若血红蛋白浓度大于 100 g/L 不必输血；若低于 70 g/L，可输浓缩红细胞；若为

70～100 g/L 时，可根据患者出血是否停止、一般情况、代偿能力和其他重要器官功能来决定是否输红细胞。输入液体的量应根据病因、尿量和血流动力学进行评估，临床上常以血压结合 CVP 测定指导补液，见表 6-1。

表 6-1　补液指导原则

中心静脉压	血压	原因	处理原则
低	低	血容量严重不足	充分补液
低	正常	血容量不足	适当补液
高	低	右心功能不全或血容量相对过多	强心药物、扩血管
高	正常	容量血管过度收缩	舒张血管
正常	低	左心功能不全或血容量不足	补液试验

注：取等渗盐水 250 mL，于 5～10 min 内经静脉注入，如血压升高而中心静脉压不变，提示血容量不足；若血压不变而 CVP 升高 0.29～0.49（3～5 cmH$_2$O），提示心功能不全。

在休克纠正过程中应重视纠正酸中毒，适时给予碳酸氢钠。同时应防止电解质紊乱的发生。

二、止血

应及时对失血性休克的原因做出判断，并决定是否需要及时止血。应选用简单有效的止血措施控制明显的出血。对于急性活动性出血病例，应在积极补充血容量的同时做好手术准备，及早施行手术止血。

第三节　创伤性休克

严重创伤特别是在伴有一定量出血时常引起休克，称为创伤性休克。创伤性休克多见于一些遭受严重损伤的患者，如骨折、挤压伤、大手术等。血浆或全血丧失至体外，加上损伤部位的出血、水肿和渗出到组织间隙的液体不能参与循环，可使循环血量大减，受伤组织逐渐坏死或分解，产生具有血管抑制作用的蛋白分解产物，如组织胺、蛋白酶等，引起微血管扩张和管壁通透性增加，也使有效循环血量进一步减少，组织缺血加重。

创伤性休克的治疗原则于失血性休克基本相同，特点是控制全身炎症反应的恶化进展。

1）控制出血、扩容、纠正组织缺氧。创伤性休克往往因血块和炎性渗液积存在体腔和深部组织内发生血容量下降，急救时常常需要扩容（参见失血性休克）。

2）适当给予镇痛、镇静剂。

3）临时固定（制动）受伤部位。

4）对危及生命的创伤如开放性或张力性气胸、连枷胸等，应做必要的紧急处理。应注意的是，手术和较复杂的其他处理，一般应在血压稳定后或初步回升后进行，这一点与单纯的失血性休克处理有别，也体现了损伤控制外科的理念。创伤或大手术继发休克后，建议使用抗生素，以免继发感染。

第四节　感染性休克

严重感染特别是革兰阴性细菌感染常可引起感染性休克。感染性休克，亦称脓毒性休克，是指由微生物及其毒素等产物所引起的脓毒病综合征伴休克。感染灶中的微生物及其毒素、胞壁产物等侵入血循环，激活宿主的各种细胞和体液系统；产生细胞因子和内源性介质，作用于机体各种器官、系统，影响其灌注，导致组织细胞缺血缺氧、代谢紊乱、功能障碍，甚至多器官功能衰竭，这一危重综合征即为感染性休克。因此感染性休克是微生物因子和机体防御机制相互作用的结果，微生物的毒力数量以及机体的内环境与应答是决定感染性休克发展的重要因素。

毒素可促进组胺、激肽、前列腺素等炎性介质释放，引起全身反应综合征，最终导致微循环障碍、代谢紊乱及器官功能不全。

感染性休克的血流动力学有高动力型和低动力型两种。前者外周血管扩张、阻力降低，心排血量正常或升高，皮肤较为温暖干燥，又称暖休克；低动力型外周血管收缩，微循环淤滞，大量毛细血管收缩，血容量和心排血量减少，患者皮肤湿冷，又称冷休克。

感染性休克的治疗较为困难，应纠正休克与控制感染并重，治疗原则是在休克纠正前，着重抗休克治疗，同时抗感染；休克纠正后，则着重于抗感染治疗。

一、补充血容量

感染性休克患者休克的治疗首先以输注平衡盐溶液为主，配合适当的胶体液、血浆或全血，恢复足够的循环血量，一般应作中心静脉压监测维持正常 CVP 值。

二、控制感染

主要措施是应用抗菌药物和处理原发感染灶。对病原菌尚未确定的患者，可采取经验给药，或选用广谱抗菌药。腹腔内感染多数情况下以肠道的多种致病菌感染为主，可考虑选用碳青霉烯类抗生素、第三代头孢菌素、抗厌氧菌药等。

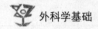

三、纠正酸碱平衡

感染性休克的患者，常伴有严重的酸中毒，且发生较早，需及时纠正，纠正、补充血容量的同时，经另一静脉通路滴注 5% 碳酸氢钠 200 mL。

四、心血管活性药物的应用

经补充血容量、纠正酸中毒而休克未见好转时，应采用血管扩张药物治疗。

五、糖皮质激素治疗

能抑制多种炎症介质的释放和稳定溶酶体膜，缓解全身反应炎症。应用时应于早期、大剂量使用，可达标准用量的 10～20 倍，维持不超过 48 h。

六、其他治疗

包括对营养支持、弥漫性血管内凝血等并发症的处理。

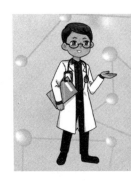

第七章 疼痛治疗

第一节 概述

疼痛（pain）是人类大脑对机体组织损伤或可能导致组织损伤的刺激所产生的一种不愉快的主观感觉。丧失意识（如昏迷）的病人对组织损伤或者伤害性刺激的反应称为伤害感受（nociception）。人体对疼痛的感受在个体间和不同状态下存在差异。不论是疼痛还是伤害感受均可能诱发机体产生代谢、内分泌、呼吸、循环、应激、神经、精神等功能或状态的改变。疼痛已成为影响人类健康的重要医学问题。

一、疼痛的临床分类

1. 按疼痛程度分类

可分为如下几种。

1）轻微疼痛。

2）中度疼痛。

3）剧烈疼痛。

2. 按起病缓急分类

可分为如下几种。

1）急性疼痛（acute pain）：如发生于创伤、手术、急性炎症、急性脏器缺血，如心肌梗死等，急性脏器梗阻、牵胀，如肠梗阻、胆道梗阻、输尿管梗阻等。

2）慢性疼痛（chronic pain）：慢性疼痛是一种疾病，如慢性腰腿痛、癌症痛等。神经病理性疼痛（neuropathic pain）是指发生于周围神经和中枢神经任何部位的神经病变和损害所致的疼痛，如带状疱疹后神经痛、糖尿病性神经病变、残端痛、幻肢痛等。

3. 按疼痛部位分类

可分为如下几种。

1）浅表痛：位于体表或黏膜，以角膜和牙髓最敏感。性质多为锐痛，比较局限，定位明确。主要由髓神经纤维传导。

2）深部痛：内脏、关节、韧带、骨膜等部位的疼痛。一般为钝痛，不局限，病人常常难以明确指出疼痛部位。主要由 C 类无髓神经纤维传导。内脏痛是深部痛的一种，可能伴有牵涉痛。

二、疼痛程度的评估

常用评估方法如下。

（一）视觉模拟评分法（Visual Analogue Scales, VAS）

是临床上最常用的量化疼痛程度的方法。即在一个 10 cm 长的标尺上，两端分别标明"0"和"10"的字样。"0"代表无痛，"10"代表最剧烈的疼痛。让病人根据自己以往的经验对当前所感受疼痛的程度，在标尺上标出相应位置，起点（0 点）至记号点的距离（以 cm 表示），即为评分值。

（二）数字评价量表（Numerical Rating Scale, NRS）

是用 0～10 这 11 个数字表示疼痛程度。0 表示无痛，10 表示剧痛。被测者根据个人疼痛感受选择一个数字表示疼痛程度。

第二节　疼痛对生理的影响

一、精神情绪变化

急性疼痛引起病人精神兴奋、焦虑烦躁不安。长期慢性疼痛可使人表情淡漠、精神抑郁甚至绝望。

二、内分泌系统

疼痛可引起应激反应，促使体内释放多种激素，如儿茶酚胺、皮质激素、血管紧张素Ⅱ、抗利尿激素、促肾上腺皮质激素、醛固酮、生长激素和甲状腺素等。由于儿茶酚胺可抑制胰岛素的分泌和促进胰高血糖素分泌增加，后者又促进糖原异生和肝糖原分解，甚至可以诱发血糖升高和负氮平衡。

三、循环系统

疼痛诱发血中儿茶酚胺和血管紧张素Ⅱ水平升高，进而可使病人血压升高、心动过速甚至诱发心律失常。对有高血压、冠状动脉供血不足的病人极为不利。而醛固酮、皮质激素和抗利尿激素的增多，又可引起病人体内水钠潴留，进一步加重心脏负荷。

剧烈的深部疼痛有时可引起交感神经和副交感神经功能紊乱，使血压下降，心率减慢，甚至发生虚脱、休克。

四、呼吸系统

胸、腹部手术后的急性疼痛对呼吸功能影响较大。因疼痛引起的肌张力增加，使胸廓顺应性下降；病人呼吸浅快，肺活量、潮气量和功能残气量均降低，肺泡通气／血流比值下降，易产生低氧血症。同时病人可因疼痛而影响深呼吸和用力咳嗽，继发肺泡和支气管内分泌物排除障碍，易诱发肺炎或肺不张，多见于老年人。故术后疼痛是术后肺部并发症的重要诱因之一。

五、消化系统慢性疼痛

常引起食欲缺乏，消化功能障碍以及恶心、呕吐。

六、凝血机制急性疼痛

诱发应激反应、交感神经兴奋，使血小板黏附功能增强，纤溶功能降低，血液处于高凝状态，易导致血栓形成，甚至可酿成致命的并发症。

七、其他疼痛

可引起免疫功能下降，不利于防治感染和控制肿瘤扩散。由于疼痛可引起肾血管反射性收缩，垂体抗利尿激素分泌增加，尿量减少。也可因手术后疼痛，造成排尿困难，长时间排尿不畅易引起尿路感染。

八、疼痛对机体的益处

疼痛可诱发机体产生保护行为，避开伤害性刺激源。痛觉相关的神经反射活动和部分神经递质.介质对机体器官具有保护作用。有人形象地将疼痛对机体的益处称为"好痛"，将疼痛对机体的不良影响称为"坏痛"。

第三节 慢性疼痛治疗

慢性疼痛是指疼痛持续超过相关疾病的一般病程或超过损伤愈合所需的一般时间（或疼痛复发持续超过 1 个月；或疼痛持续时间超过 3 个月）。

一、慢性疼痛的诊治范围

慢性疼痛诊治主要如下。

1）颈肩痛和腰腿痛：颈椎病、颈肌筋膜炎、肩周炎、腰椎间盘突出症、腰椎骨质增生症、腰背肌筋膜炎、腰肌劳损。

2）四肢慢性损伤性疾病：滑囊炎、狭窄性腱鞘炎（如弹响指）、腱鞘囊肿、肱骨外上髁炎（网球肘）。

3）神经痛：三叉神经痛、肋间神经痛、灼性神经痛、幻肢痛、糖尿病神经痛、酒精成瘾性神经痛、带状疱疹和带状疱疹后遗神经痛。

4）周围血管疾病：血栓闭塞性脉管炎、雷诺综合征。

5）癌症疼痛、癌症治疗相关痛（主要为：手术相关痛、治疗操作相关痛，如骨穿和抗肿瘤治疗相关痛）。

6）艾滋病疼痛：由于感觉神经病变和 Karposi 肉瘤病变引发疼痛。常见有头痛、口咽痛、腹痛、胸痛、关节痛、肌肉痛和皮肤痛。

7）心因性疼痛。

二、治疗疼痛的常用方法

（一）药物治疗

药物治疗是最基本、最常用的疼痛治疗方法。一般慢性疼痛病人需较长时间用药，为了维持最低有效的血浆药物浓度，应采取定时定量用药。如待疼痛发作时才使用药物，往往需要较大剂量且疗效维持时间较短。

1. 解热镇痛消炎药（antipyretic-analgesic and anti-inflammatory drugs）

也称为非甾体抗炎药（Nonsteroidal Anti-inflammatory Drugs, NSAID）。常用药有阿司匹林（aspirin）、吲哚美辛（indometacin）、布洛芬（ibuprofen）、双氯芬酸（diclofenac）、酮咯酸（ketorolac）、氟比洛芬酯（flurbiprofen axetil）、对乙酰氨基酚（paracetamol），COX-2 抑制剂如塞来昔布（celecoxib）、帕瑞昔布（parecoxib）等。该类药物通过抑制体内前列腺素的生物合成，降低前列腺素使末梢感受器对缓激肽等致痛因子增敏作用，并且降低前列腺素本身的致痛作用。该类药物对头痛、牙痛、神经痛、肌肉痛或关节痛的效果较好，对创伤性剧痛和内脏痛有一定效果。该类药物（对乙酰氨基酚除外）还有较强的消炎和抗风湿作用。

2. 麻醉性镇痛药

该类药物仅用于急性剧痛如外伤、手术诱发的剧烈疼痛和晚期癌症疼痛。常用的有吗啡（morphine）、芬太尼（fentanyl）、羟考酮（oxycodone）、布托啡诺（butorphanol）等。使用该类药物要注意药物的成瘾性。

3. 抗癫痫药

卡马西平（carbamazepine）常用于治疗三叉神经痛和舌咽神经痛。加巴喷丁（gabapentin）、普瑞巴林（pregabatin）主要用于神经病理性疼痛的治疗，包括糖尿病性周围性神经痛、带状疱疹后神经痛、幻肢痛和外伤后神经痛等。

4. 抗抑郁药

对长期疼痛伴有精神忧郁、情绪低落、言语减少、行动迟缓等症状者，需合用抗抑郁药。常用药有阿米替林（amitriptyline）、多塞平（doxepin）和氟西汀（fluoxetine）等。对于癌症诱发的持续性病理神经痛、对阿片类药物耐药者或者对阿片类药物治疗效果不佳者，合用抗抑郁药物往往可获得较好镇痛效果。

5. 糖皮质激素类药物

常用药包括地塞米松（dexamethasone）、泼尼松龙（prednisolone）、甲泼尼龙（methylprednisolone）、利美达松（limethasone）、曲安奈德（triamcinolone acetonide）等。主要用于治疗炎症及创伤后疼痛、肌肉韧带劳损、神经根病变引起的疼痛、软组织或骨关节无菌性炎性疼痛、风湿性疼痛、癌痛及复杂区域疼痛综合征。除全身给药外，糖皮质激素给药途径还包括关节腔内、关节周围给药，肌腱和韧带周围给药，肌肉痛点给药，硬膜外腔给药及皮肤损害部位注射等。

（二）神经阻滞

神经阻滞是治疗慢性疼痛的主要手段之一。一般选用长效局麻药，对癌症疼痛、顽固性头痛（如三叉神经痛）可以采用无水乙醇或5%～10%苯酚，或采用物理方法如射频热凝或冷冻等，以达到长期止痛的目的。许多疾病的疼痛与交感神经有关，可通过交感神经阻滞进行治疗，例如用交感神经阻滞治疗急性期带状疱疹，不但可解除疼痛，使皮疹迅速消退，而且还可降低后遗神经痛的发生率。常用的交感神经阻滞法有星状神经节阻滞和腰交感神经阻滞。

1. 星状神经节阻滞（stellate ganglion block）

星状神经节由下颈交感神经节和第1胸交感神经节融合而成，位于第7颈椎和第1胸椎之间前外侧，支配头、颈和上肢。阻滞时于病人肩下垫一薄枕，取颈极度后仰卧位。在环状软骨平面摸清第6颈椎横突。术者用二手指将胸锁乳突肌拨向外侧，使附着于胸锁乳突肌后鞘的颈内动脉和静脉被一起推向外侧。用3.5～4 cm长的7号针，在环状软骨外侧垂直进针，触及第6颈椎横突，将针后退0.3～0.5 cm，回抽无血，注入0.25%布比卡因或1%利多卡因（均含肾上腺素）10 mL（图7-1），注药后同侧出现霍纳综合征和手指温度增高，即示阻滞有效。适用于偏头痛、灼性神经痛、患肢痛、雷诺综合征、血栓闭塞性脉管炎、带状疱疹等。

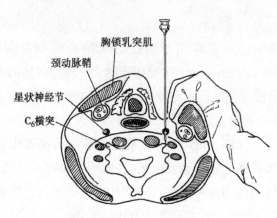

图 7-1　星状神经节阻滞

并发症有：

1）局麻药的毒性反应。

2）药物意外注入椎管内，引起血压下降，呼吸停止。

3）气胸。

4）膈神经麻痹。

5）喉返神经麻痹。

2. 腰交感神经阻滞（lumbar sympathetic ganglion block）

腰交感神经节位于腰椎椎体的前侧面，左右有 4～5 对神经节，支配下肢，其中 L_2 交感神经节尤为重要。侧卧位操作时，阻滞侧在上，而俯卧位时在下腹部垫一枕头，使背部突出。在 L_3 棘突上缘旁开 4 cm 处作皮丘（局部麻醉），取 22G 10 cm 长的穿刺针，经皮丘垂直进针直至针尖触及 L_3 横突，测得皮肤至横突的距离。将针退至皮下，使针向内向头侧均呈 30° 倾斜，再刺入而触及椎体。然后调整针的方向，沿椎体旁滑过再进入 1～2 cm，抵达椎体前外侧缘，深度离横突不超过 4 cm，回抽无血无脑脊液，注入 0.25% 布比卡因或 1% 利多卡因（均含肾上腺素）10 mL，即可阻滞 L_2 交感神经节（图 7-2）。阻滞后下肢温度升高，血管扩张。

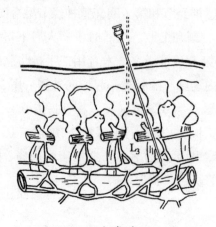

图 7-2　腰交感神经阻滞

并发症有：①药液意外注入蛛网膜下腔；②局麻药毒性反应；③损伤引起局部血肿。

（三）椎管内药物治疗

1. 蛛网膜下腔注药

使用鞘内药物输注系统将吗啡注入，或注入 5%～10% 酚甘油以治疗晚期癌痛。

2. 硬脊膜外间隙注药

（1）糖皮质激素

主要治疗颈椎病和腰椎间盘突出症。可减轻或消除因脊神经根受机械性压迫引起的炎症，或消除髓核突出后释放出糖蛋白和类组胺等物质引起神经根的化学性炎症，从而缓解症状。

（2）阿片类药物

常用吗啡。因其成瘾问题，多限于癌症疼痛治疗。

（3）局麻药

可单独使用，但常与糖皮质激素或阿片类药物合用。

（四）痛点注射

主要用于慢性疼痛疾病，如腱鞘炎、肩周炎、肱骨外上髁炎、紧张性头痛及腰肌劳损等。

（五）针灸疗法

针灸疗法在我国具有悠久的历史，针刺疗法止痛确切，较灸法常用。适用于各种急、慢性疼痛治疗。针刺方法分为体针和耳针两种，体针疗法较常用。体针穴位选择原则如下。

1）近取法：在疼痛部位及其附近取穴，如颈肌筋膜炎取阿是穴。

2）远取法：根据循经取穴原则，选取与痛处相距较远的腧穴，如腰背痛取委中穴。

3）远取与进取相结合：如偏头痛取合谷、印堂、攒竹等穴位。

4）随证取穴：根据某些腧穴具有主治一些特殊病症的特点选穴，如阴郄、后溪治盗汗，内关、郄门治心区痛等。

（六）推拿疗法

在治疗时，医生根据病情在病人身体的特定部位或体表穴位，施用各种手法推拿，改善神经肌肉功能，调整脏器的功能状态，以达到治疗目的。

（七）物理疗法

简称理疗，包括电疗、光疗、磁疗和石蜡疗法等。电疗法有短波、超短波、微波等高频电疗，以及直流电离子导入、感应电、电兴奋和间动电疗法等。光疗法常用近红外线和远红外线两种。其主要作用是消炎、镇痛、解痉、改善局部血液循环、软化瘢痕和兴奋神经肌肉等。

（八）经皮神经电刺激疗法（Transcutaneous Electrical Nerve Stimulation, TENS）

采用电脉冲刺激治疗仪，通过放置在身体相应部位皮肤上的电极板，将低压的低频和高频脉冲电流透过皮肤刺激神经（主要是 AB 纤维），以提高痛阈、缓解疼痛。

（九）心理疗法

心理因素在慢性疼痛治疗中起着重要作用。心理疗法中医务人员采用解释、鼓励、安慰和保证等手段，帮助病人消除焦虑、忧郁和恐惧等不良心理因素，调动病人主观能动性，增强机体抗病痛的能力。此外，还有催眠与暗示疗法、认知疗法以及生物反馈疗法等。

三、癌痛治疗

约 70% 晚期癌症病人都有剧烈疼痛，对病人及其家庭和社会都带来很大影响。癌症病人常常有严重心理障碍，因此，在积极治疗癌痛的同时，要重视心理治疗，包括姑息保健（palliative care）。

（一）癌痛的三阶梯疗法（图 7-3）

基本原则为：

1）根据疼痛程度选择镇痛药物。

2）口服给药，一般以口服药为主。

3）按时服药，根据药理特性有规律地按时用药。

4）个体化用药，应根据具体病人和疗效用药。

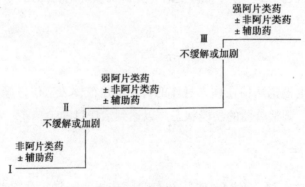

图 7-3　WHO 推荐的三阶梯疗法

　　第一阶段，轻度疼痛时，选用非阿片类镇痛药，如阿司匹林；也可选用胃肠道反应较轻的布洛芬和对乙酰氨基酚等。第二阶段，在轻、中度疼痛时，单用非阿片类镇痛药不能控制疼痛，应加用弱阿片类药以提高镇痛效果，代表药物为可待因。第三阶段，选用强阿片类药，如吗啡。应根据疼痛的强度（如中、重度癌痛者）而不是根据癌症的预后或生命的时限选择用药。常用缓释或控释剂型。

　　在癌痛治疗中，常采取联合用药，即加用一些辅助药以减少主药的用量和副作用。常用辅助药物包括：①弱安定药，如地西泮和艾司唑仑等；②强安定药，如氯丙嗪和氟哌啶醇等；③抗抑郁药，如阿米替林。

（二）椎管内注药

1. 硬膜外间隙注入吗啡

　　可选择与疼痛部位相应的间隙进行穿刺，成功后置入导管以便反复注药。每次注入吗啡 1～2 mg，用生理盐水 10 mL 稀释，每日一次。

2. 蛛网膜下隙内注入神经毁损性药物

　　常用苯酚或无水乙醇注入蛛网膜下隙，破坏背根神经，使其产生脱髓鞘丧失传导功能从而达到止痛。

（1）苯酚

　　常用 5%～7% 酚甘油，为重比重溶液。穿刺点应选择在拟麻痹脊神经根的中间点。病人痛侧向下卧位，穿刺针进入蛛网膜下隙后，将病人向背后倾斜 45°（即倒向操作者侧），然后缓慢注入酚甘油 0.5 mL，最多不超过 1 mL。这种体位可借助重比重药液下沉，使苯酚集中作用于痛侧神经。注药后保持原体位不变 20 分钟。

（2）无水乙醇

　　是轻比重溶液，病人应采取痛侧向上并前倾 45° 体位，使拟被麻痹的后根神经处于最高点。穿刺点的确定同上，穿刺成功后注入药 0.5 mL，需要时酌情补加，总量不超过 2 mL。注药后维持原体位 30 分钟。

（三）放疗、化疗和激素疗法

　　放疗、化疗和激素疗法均为治疗癌症的方法，同时也可用作晚期癌症止痛。放疗或化疗用于对其敏感的癌瘤，可使肿块缩小，减少由于其压迫和侵犯神经组织引起的疼痛。对放疗敏感的癌瘤有精原细胞瘤、鼻咽癌、小细胞肺癌等。对于骨转移癌痛放疗效果显著。而化疗可用于乳癌、睾丸癌、卵巢癌等，肝动脉插管化疗对治疗肝癌有效。对于一些激素依赖性肿瘤可使用激素疗法，例如雄激素和孕激素用于晚期乳癌，雌激素用于前列腺癌，都能起到止痛的作用。

第四节　术后镇痛

术后疼痛是人体对手术创伤刺激的一种反应，它所引起的病理生理改变能影响术后恢复，甚至导致呼吸、泌尿及心血管系统的并发症。

一、镇痛药物

术后镇痛最常用的药物有阿片类药，如吗啡和芬太尼等；非阿片类药，如曲马朵等。硬膜外镇痛时局麻药常选用罗哌卡因或布比卡因，如浓度低于 0.2% 则对运动神经的阻滞很弱，比较安全。

二、镇痛方法

传统的术后镇痛方法有口服药物，肌内、皮下、静脉注射药物和直肠给药等。这些方法存在局限性和隐患，如：

1）不能及时止痛。

2）血药浓度波动大，有效镇痛时间有限，镇痛效果往往不够满意。

3）不能个体化用药，对于药物需求量很大的病人常镇痛不全，而对于需求量较小的病人又可能用药过量，抑制呼吸。

4）重复肌内注射造成注射部位疼痛，对病人产生不良的心理影响。目前以硬膜外镇痛和病人自控镇痛法为好。

（一）硬膜外镇痛

包括硬膜外单次和持续给药。常选用吗啡，吗啡可透过硬膜外间隙进入蛛网膜下隙，作用于脊髓后角的阿片受体。成人常用剂量为 2～3 mg/次，用生理盐水稀释至 10 mL 注入，注药后约 30 分钟起效；持续 6～24 小时，平均为 12 小时。疼痛再度出现时，可重复给药。

不良反应：常有恶心、呕吐、皮肤瘙痒、尿潴留和呼吸抑制。药液中加入氟哌利多 2.5 mg，既可增强镇痛，又可减少恶心呕吐的发生。由于注射吗啡可产生延迟性呼吸抑制，故应密切观察，最好控制一次剂量在 2～3 mg，对老年危重病人更应警惕。

（二）病人自控镇痛（Patient Controlled Analgesia, PCA）

即在病人感到疼痛时，可自行按压 PCA 装置的给药键，按设定的剂量注入镇痛药，从而达到止痛效果。它弥补了传统镇痛方法存在的镇痛不足和忽视病人个体差异，以及难以维持血药浓度稳定等问题。PCA 装置包括：注药泵；自动控制装置，一般用微电脑控制；输注管道和防止反流的单向活瓣等。

1. 分类

1）病人自控静脉镇痛（PCIA）。

2）病人自控硬膜外镇痛（PCEA）。

2. 常用术语

1）负荷剂量（loading dose），指 PCA 迅速达到无痛所需血药浓度，即最低有效镇痛浓度（MEAC）所需药量。

2）单次剂量（bolus dose），是指病人因镇痛不全所追加的镇痛药剂量。

3）锁定时间（lock out time），是指设定的两个单次有效给药的间隔时间，在此期间 PCA 装置不执行单次剂量指令。

4）背景剂量（basal infusion）为设定的持续给药量。

3. 注意事项

PCIA 主要以麻醉性镇痛药为主，常用吗啡、芬太尼或曲马朵等。PCEA 则以局麻药和麻醉性镇痛药复合应用。无论采用 PCIA 或 PCEA，医生都应事先向病人讲明使用的目的和正确的操作方法。PCA 开始时，常给一负荷剂量作为基础，再以背景剂量维持。遇镇痛不全时，病人可自主给予单次剂量，以获得满意的镇痛效果。在疼痛的治疗中，医生应根据病情及用药效果，合理调整单次剂量、锁定时间以及背景剂量；做好充分准备，治疗和抢救并发症和药物不良反应。达到安全有效的个体化镇痛的目的。

鉴于术后疼痛机制的复杂性（多机制）以及现有镇痛方式的局限性，提倡实施多模式镇痛，即联合运用不同作用机制的药物或技术以提高镇痛效果。

另外，术后镇痛需要适当的组织机构应用专业知识进行疼痛评估、处理、病人宣教等，急性疼痛服务（Acute Pain Service, APS）团队，是较好的术后疼痛管理模式。APS 通过多学科联合小组（专职的麻醉医师、病房医师、病房护士、专职的麻醉护士）来实施全天候的术后镇痛。

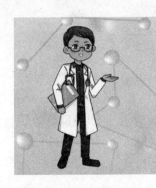

第八章　损伤

第一节　损伤概述

损伤是指外界致伤因素作用于人体并造成组织结构完整性破坏或功能障碍。

一、分类

损伤的分类方法很多，常见的有以下几种。

（一）根据致伤因素分类

损伤可分为烧伤、冷伤、挤压伤、刀器伤、火器伤、冲击伤、毒剂伤，核放射伤及多种因素所致的复合伤等。

（二）根据受伤部位分类

损伤一般分为颅脑损伤、颌面部损伤、颈部损伤、胸（背）部损伤、腹（腰）部损伤、骨盆损伤、脊柱脊髓损伤、四肢损伤和多发损伤等。

（三）根据皮肤完整性分类

皮肤保持完整性称闭合性损伤，如挫伤、挤压伤、扭伤、震荡伤、关节脱位、闭合性骨折和闭合性内脏伤等。皮肤破损称开放性损伤，如擦伤、撕裂伤、切割伤、砍伤和刺伤等。开放性损伤的创口或创面易受到污染而发生感染，但某些闭合性损伤如肠破裂等也可造成严重的感染。

二、损伤愈合

损伤的愈合可分为两种基本形式：

1）由结构与功能相同的组织再生来完成，修复后的组织与原来的组织完全相同或基本相同，称为完全修复。如肝脏、骨骼损伤的愈合。

2）由成纤维细胞、毛细血管构成的肉芽组织填充伤口，继而转变为瘢痕组织，称为不完全修复。这是损伤愈合常见的形式。

（一）损伤愈合的类型

损伤愈合可分为以下两种类型。

1.一期愈合（原发愈合）

多见于损伤程度轻、范围小、无感染的伤口或创面。组织修复以原来的细胞为主，仅含少量纤维组织，局部无感染、血肿或坏死组织，再生修复过程迅速，结构和功能修复良好。

2.二期愈合（瘢痕愈合）

多发于组织创面范围较大、坏死组织多、伤口感染明显、初期外科处理不及时或不正确的伤口，需由肉芽组织填充缺损，疤痕明显是该期愈合的重要特征。

（二）损伤愈合的基本过程

损伤愈合大致可分为3个既相互区分又相互联系的阶段。

1.局部炎症反应阶段

在损伤后立即发生，常可持续3～5天。主要是损伤组织的止血和炎症反应，由于血管和细胞反应、免疫应答、血液凝固和纤维蛋白的溶解，清除了损伤或坏死组织，启动了修复细胞的迁移和增值。

2.增值阶段

即细胞增殖分化和肉芽组织生成阶段。局部炎症开始不久，就可有新生细胞出现，成纤维细胞、内皮细胞等增殖、分化、迁移，分别合成、分泌组织基质（主要为胶原）和形成新生血管，共同构成肉芽组织充填创口。

3.组织塑性阶段

最初形成的疤痕组织由于胶原过多，排列紊乱，因而硬度和张力都不适应生理需要，需要经过较长时间改建、重塑。主要包括胶原纤维交联增加，强度增加，多余的胶原纤维被胶原酶降解，过度丰富的毛细血管网消退和创口的黏蛋白和水分减少等，这一过程要维持12～18个月，但疤痕组织难以恢复到未损伤组织的强度和弹性。

（三）影响损伤愈合的因素

影响损伤愈合的因素主要有局部和全身两个方面。

1.局部因素

创口感染是最常见的原因。细菌感染可损害细胞和基质，导致局部炎症持久不易消退，甚至形成化脓性病灶等，均不利于组织修复及损伤愈合。损伤范围大、坏死组织多或有异物存留的伤口，伤缘往往不能直接对合，且被新生细胞和基质连接阻隔，必然影响修复。局部血液循环障碍使组织缺血缺氧，或由于采取的措施不当（局部包扎或缝合过紧等）造成组织继发性损伤也不利于愈合。

2. 全身因素

主要有营养不良（低蛋白血症、糖尿病、维生素 C 及铁、锌、铜等微量元素缺乏），大量使用细胞增生抑制剂（如皮质醇等），免疫功能低下及全身性严重并发症 [如多器官功能不全综合征（MODS）] 等。因此在处理损伤时，应重视影响损伤愈合的因素，并积极采取相应措施予以纠正。

三、诊断

诊断损伤主要是明确损伤的部位、性质、程度、全身病理生理变化及并发症，应迅速完成对危重患者的病史询问和初步检查。

（一）病史询问

1）致伤的原因、机制、作用部位，受伤时的体位。

2）伤后表现及其演变过程。不同部位的损伤，伤后表现不尽相同。如头部受伤应了解有无意识障碍、持续时间及肢体瘫痪等；胸部损伤是否有呼吸困难、咳嗽及咯血等。对开放性损伤如出血量较多者，应询问大致的失血量、失血速度及口渴等伴随症状。

3）了解处理经过及既往史、药物过敏史。

（二）体科检查

1. 初步检查

对危及生命的损伤患者的初步检查，按照检查气道（airway）、呼吸（breathing）、循环（circulation）、神经功能障碍（disability）和暴露（exposure）的流程（ABCDE）完成患者体检，以便及时开展复苏。

2. 进一步检查

在危及生命的情况得到初步处理后，应认真进行全面系统体检和其他辅助检查，以确定损伤的部位、性质和程度。

（三）辅助检查

辅助检查对损伤诊断有一定意义，对某些部位损伤有重要的诊断价值，但应根据患者的全身情况选择必要的检查项目。实验室检查有血常规、尿常规、凝血功能、动脉血气分析、电解质、肝肾功能检查，可了解损伤对血液系统和脏器功能的变化，评价复苏效果。X 线平片检查可明确骨折、血胸、气胸、膈下游离气体等。CT 检查可诊断颅脑损伤和某些腹部实质器官及腹膜后的损伤。超声检查可发现胸、腹腔积血和肝、脾破裂等。诊断性穿刺是一种简单、安全的辅助方法，一般胸腔穿刺可明确血胸、气胸，腹腔穿刺可证实腹腔内出血或内脏破裂。虽然各种辅助检查技术水平不断提高，但手术探查仍是诊断闭合性损伤的重要方法之一，不仅可以明确诊断，更是为了抢救和进一步治疗，但必须严格掌握手术探查指征。

四、治疗

治疗损伤的总目标是抢救生命，恢复功能，保持机体结构的完整性。

（一）急救

急救的目的是挽救生命。在处理复杂伤情时，应优先解除危及患者生命的情况，使伤情得到初步控制，然后再进行后续的处理。必须优先挽救的急症主要包括心跳、呼吸骤停、窒息、大出血、张力性气胸和休克等。常用的急救技术包括心肺复苏，保持呼吸通畅，包扎创口，完成如气管切开、胸腔闭式引流等紧急救治处理技术。对低血容量休克患者，应在迅速控制出血的同时，必须建立两条大口径的静脉通路，快速输液或输血。张力性气胸或急性心包填塞时，立即实施胸腔穿刺排气或心包穿刺抽液。骨、关节损伤时必须固定制动，以减轻疼痛，避免骨折断端损伤血管和神经。搬运脊柱、脊髓损伤患者应采用硬板担架，避免脊柱活动或扭转加重损伤。颈椎损伤时，需用颈圈固定。颅脑损伤急救的重点在于保持适宜的脑灌注压，可适当静脉补液，吸氧抬高患者头部，应用药物降低颅内压等综合急救措施。

（二）进一步救治

1. 判断伤情

患者经现场急救后，应对其伤情进行判断、分类，然后采取针对性的措施进行救治。对致命性损伤，如危及生命的大出血、窒息、开放性或张力性气胸等患者，做短时紧急复苏后就应急诊手术。对生命体征尚属平稳的患者，可观察或复苏，争取时间做必要的检查，并同时做好手术准备。对潜在性损伤，性质尚未明确，应继续密切观察，并做进一步检查。对损伤患者，特别是对严重创伤怀疑有潜在性损伤的患者，必须进行生命体征的监测和进一步的检查，发现病情变化，应及时处理。

2. 呼吸支持

维持呼吸通畅，必要时行气管插管或气管切开。

3. 循环支持

主要是积极抗休克，尽快恢复有效循环血容量，维持循环的稳定。在扩充血容量的基础上，可酌情使用血管活性药物。

4. 镇静止痛和心理治疗

剧烈疼痛可诱发和加重休克，故在不影响病情观察的情况下选用药物镇静止痛。由于患者可有恐惧、焦虑等，故心理治疗很重要，使患者配合治疗利于康复。

5. 防治感染

遵循无菌术操作原则，合理使用抗生素预防感染。开放性损伤需加用破伤风抗毒素。

6. 支持治疗

主要是维持水、电解质和酸碱平衡，保护重要脏器功能，并给予营养支持。

（三）急救程序

损伤急救的基本原则是先救命、后治伤。可分为 5 个步骤进行：

1）把握呼吸、血压、心率、意识和瞳孔等生命体征，视察伤部，迅速评估伤情。

2）对生命体征的改变迅速做出反应，如心肺复苏、抗休克及外科的紧急止血等。

3）重点询问受伤史，分析受伤情况，仔细体格检查。

4）实施各种诊断性穿刺或安排必要的辅助检查。

5）进行确定性治疗，如各种手术等。

（四）闭合性损伤的治疗

临床上多见的闭合性损伤如浅部软组织挫伤等，临床表现为局部疼痛、肿胀、触痛，或有皮肤发红，继而转为皮下青紫瘀斑。常用物理疗法治疗，伤后初期可用冷敷，48 小时后改用热敷或红外线照射治疗，或包扎制动。少数挫伤后有血肿形成时，可加压包扎。如浅部挫伤系强大暴力所致，须检查深部组织器官有无损伤，以免因漏诊和延误治疗而造成严重后果。闭合性骨拆和脱位应先予以复位，然后根据情况选用各种外固定或内固定的方法制动。头颈部、胸部、腹部等的闭合性损伤，可能造成深部组织器官的损伤，甚至危及生命，必须仔细检查诊断和采取相应的治疗措施。

（五）开放性损伤的治疗

擦伤、表浅的小刺伤和小切割伤，可用非手术疗法。其他的开放性损伤均需手术处理，根据具体的伤情选择手术方式方法。伤口分为清洁伤口、污染伤口和感染伤口。

1）清洁、整齐的伤口，要求 12 小时内清创后直接缝合伤口，以达到一期愈合。

2）污染、不整齐的伤口，若伤后时间不长，也要求在清创以后缝合，争取一期愈合。若清创离受伤时间较长，则在清创后观察伤口 2~3 天，若无感染做二期缝合。

3）污染严重，组织破坏广泛的伤口，在清创以后，敞开伤口引流，使达到二期愈合。

清创术的要求：

1）反复清洗伤口周围皮肤及伤口内的组织，去除污物及异物，并彻底止血。检查伤口内的损伤范围及程度，若伤口过小，则应扩大伤口，使伤口内部的伤情充分显露。

2）切除失活的组织和伤口边缘组织。

3）分清组织层次，使相同的组织层对合缝合，组织缝合部分不应有过大的牵张力，缝合后的伤口不宜残留无效腔。

4）清创术后应注射破伤风抗毒素和预防性应用抗生素。

第二节　颅脑损伤

颅脑损伤发生率仅次于四肢损伤而居第二位，其死亡率居首位。随着交通和机械化生产的发展，颅脑损伤亦有增多趋势。

一、概述

（一）颅脑损伤的分类

1. 按损伤组织层次分类

颅脑损伤分为头皮损伤、颅骨损伤、脑损伤。伤者可出现一种，也可出现两种或全部。

2. 按颅腔与外界是否沟通分类

颅脑损伤分为：

1）开放性颅脑损伤：头皮、颅骨及硬脑膜均已破损，颅腔与外界相通。

2）闭合性颅脑损伤：硬脑膜完整，颅腔未与外界相通。

3. 按脑组织损伤类型分类

颅脑损伤分为：

1）原发性颅脑损伤：指伤后立即发生的病理性损害，包括脑震荡、脑挫裂伤和脑干损伤等。

2）继发性脑损伤：在原发性脑损伤基础上逐渐发展的病理改变，包括颅内血肿、脑水肿及脑积水等。

（二）颅脑损伤的机理

根据作用力大小、速度、方式和受伤部位，颅脑损伤类型和程度有所不同。

1. 直接损伤

指暴力直接作用于头部引起的损伤。

（1）加速损伤

即运动着的物体撞击于静止状态的头部所发生的脑损伤。如棍棒打击伤等。

（2）减速损伤

即运动着的头部撞碰到静止的物体而致伤，常在着力部位的对侧形成损伤，又称对冲伤。如坠落和跌伤等。

（3）挤压伤

即两个不同方向的外力同时作用于头部，使颅骨变形致伤。

2. 间接损伤

指外力作用于头部以外部位，暴力传递至颅脑造成的脑损伤。

（1）传递性损伤

如坠落时以臀部或双足着地，外力沿脊柱传递到颅底致伤。

（2）挥鞭式损伤

当躯干受到加速运动而头部处于相对静止状态时，头部与颈椎间出现剪切力伤，造成颈髓或脑组织损伤。

（3）胸部挤压伤

指胸部受到猛烈挤压时，内压骤升，致使上腔静脉的血逆行灌入颅内引起脑部出血。

（三）损伤程度分级

目前，国际上较通用的方法是按格拉斯哥昏迷评分（GCS）分级（表8-1）。GCS是对伤者睁眼、言语和运动三方面的反应进行记分，最高分为15分，最低分为3分。分数越低表明意识障碍程度越重。13～15分为轻度脑损伤；9～12分为中度脑损伤；3～8为重度脑损伤。

表 8-1　格拉斯哥昏迷评分（GCS）

睁眼反应	语言反应	运动反应
4 自动睁眼	5 回答正确	6 嘱咐动作
3 呼唤睁眼	4 回答错误	5 刺痛定位
2 刺痛睁眼	3 只能说话	4 刺痛躲避
1 不能睁眼	2 只能发音	3 刺痛屈曲
	1 不能言语	2 刺痛伸直
		1 没有运动

二、头皮损伤

（一）头皮血肿

头皮血肿分为皮下血肿、帽状腱膜下血肿和骨膜下血肿三种。

1. 临床表现

（1）皮下血肿

因皮肤层和帽状腱膜层紧密连接，血肿不易扩散，周围较硬，中央有凹陷感。

（2）帽状腱膜下血肿

因帽状腱膜下组织疏松，血肿易于扩展，积血可多达数百毫升。

（3）骨膜下血肿

因钝器损伤后颅骨发生变形或骨折所致。

2. 治疗

较小血肿无须处理，多可自行吸收。较大血肿可穿刺抽血并局部加压包扎，如无效且血肿继续增大时，可切开清除血肿并止血。对合并颅骨骨折的骨膜下血肿，要注意并发颅内血肿的可能。凡已经感染的血肿均需切开引流。

（二）头皮裂伤

1. 临床表现

多由锐器或钝器致伤。裂口大小、深度及创缘整齐不一，因头皮血管丰富，出血较多，重者可发生休克。

2. 治疗

急救时可加压包扎止血。尽早清创、止血及缝合伤口，注意有无颅骨骨折及硬脑膜损伤。头皮组织缺损者可行皮下松解或转移皮瓣修复。伤后24小时以上无感染伤口仍可清创缝合。

（三）头皮撕脱伤

1. 临床表现

多因长发卷入转动的机器中，使部分或整块头皮自帽状腱膜下层或骨膜下撕脱，创面大，出血多，易发生休克。

2. 治疗

急救时用无菌敷料加压包扎止血，并将撕脱头皮包好备用，争取在12小时内清创缝合。小块撕脱者可转移头皮；整块撕脱者可行小血管吻合予头皮再植，或将撕脱的头皮做成全厚或中厚皮片再植。

三、颅骨损伤

颅骨损伤指颅骨受暴力作用后出现结构改变，多并发脑膜、血管、脑和颅神经的损伤。颅骨骨折按部位分为颅盖骨折、颅底骨折；按形态分为线形骨折、凹陷性骨折；按是否与外界相通，分为开放性骨折、闭合性骨折。

（一）颅顶骨线形骨折

单纯线形骨折不需特别处理，应警惕合并脑损伤。当骨折线通过硬脑膜血管沟或静脉窦时，应注意颅内血肿，及时做 CT 检查。

（二）颅顶骨凹陷骨折

颅顶骨凹陷骨折可根据颅顶骨凹陷部位、深度和范围来决定是否手术。手术指征包括：

1）颅骨凹陷深度在 1 cm 以上。

2）大块颅骨凹陷引起颅内压增高者。

3）因骨折片压迫脑组织，引起神经系统体征或癫痫者。

4）开放性骨折。

5）位于大静脉窦部的凹陷骨折引起颅内压增高者。

（三）颅底骨折

颅底分前、中、后三个颅窝，根据局部迟发性瘀血和脑脊液漏存在的情况，并结合 CT 检查，可判别骨折的部位。颅底各部位骨折的特点见表 8-2。

表 8-2　颅底各部位骨折特点

骨折的部位	迟发性淤血部位	脑脊液漏	颅神经损害
颅前窝	眼睑、球结膜（熊猫眼征）	鼻漏	Ⅰ、Ⅱ对脑神经
颅中窝	颞部耳后皮下	耳漏	Ⅶ、Ⅷ对脑神经
颅后窝	乳突部枕后皮下	少见	Ⅸ～Ⅻ对脑神经

颅底骨折一般无须治疗，应注意处理合并的脑损伤。耳鼻出血和脑脊液漏，不可堵塞或冲洗，以免引起颅内感染。如持续 1 个月以上者，应手术修补硬脑膜。如骨碎片压迫视神经时应尽早手术去除骨片。伴脑脊液漏的颅底骨折均需给予抗生素治疗。

四、脑损伤

（一）脑震荡

1. 临床表现

（1）意识障碍

伤后可立即出现昏迷，一般不超过 30 分钟。

（2）逆行性遗忘

清醒后不能回忆伤前至受伤时一段时间内的情况。

（3）自主神经功能紊乱

表现为面色苍白、出冷汗、血压下降等，但随意识好转而迅速恢复。

此外，神经系统检查无阳性体征；脑脊液、脑电图及 CT 检查均正常。

2. 治疗

单纯脑震荡无须治疗。有头晕头痛者可给予镇静、镇痛治疗。

（二）脑挫裂伤

发生在脑皮质表面呈点片状出血，但脑皮质和软脑膜保持完整者，为脑挫伤；如脑实质及软脑膜均破损撕裂，为脑裂伤。二者严重时均可合并脑深部结构损伤，还可继发脑水肿、血肿形成而危及生命。

1. 临床表现

（1）意识障碍

伤后立即昏迷，时间较长，短者数小时、数周或数月，有的持续昏迷至死。

（2）颅内压增高症

表现为颅内压增高"三联症"（头痛、呕吐和视盘水肿）。

（3）神经系统体征

除某些"哑区"伤后不显示体征或意识障碍不能判断失语，偏盲等，常立即出现相应体征。如一侧运动区损伤，则对侧锥体束征阳性或偏瘫。

2. 实验室及其他检查

（1）腰椎穿刺

可了解脑脊液压力和成分改变，但有脑疝表现者应慎用。

（2）CT 和磁共振（MIR）检查

可做出明确诊断。

3. 治疗

（1）非手术治疗

轻型脑挫裂伤患者主要是对症治疗，严密观察病情，注意生命体征。意识和瞳孔改变、颅内压增高者给予脱水治疗，防止脑水肿，合并脑脊液漏时应用抗生素。重型患者应保持呼吸道通畅，对预计昏迷时间较长或合并严重颌面部损伤及胸部损伤者应及时行气管切开。如发现新症状和体征应及时复查 CT，排除颅内血肿。

（2）手术治疗

目的在于清除颅内血肿，解除颅内压增高，防止或解除脑疝形成。手术包括颅骨去骨瓣减压术、血肿清除术和脑组织清创减压术。

五、颅内血肿

颅内血肿是颅脑损伤中最常见、最严重的继发病变，可引起脑受压和颅内压增高症状，甚至发生脑疝，危及患者生命。

颅内血肿按症状出现时间分为急性血肿（3日内）、亚急性血肿（4～21日）和慢性血肿（22日以上）。

（一）临床表现

1. 硬脑膜外血肿

多因颅骨骨折或颅骨局部暂时变形致血管破裂，血液积于硬膜外间隙所致。以颞部多见，多数单发，也有多发。出血来源为硬脑膜中动脉和静脉，板障静脉血管、静脉窦等损伤。随着血肿扩大，可致硬脑膜自颅骨内板剥离，撕破小血管形成更大血肿。

（1）意识障碍

受伤时曾有短暂意识障碍。意识好转后，因颅内出血可出现急性颅内压增高症状，头痛进行性加重，烦躁不安，频繁呕吐等。生命体征表现为血压升高、脉搏和呼吸减慢，即"两慢一高"的库兴综合征。且受伤对侧还出现锥体束征、轻偏瘫等局灶症状。随之再次转入昏迷。两次昏迷之间的时间称为"中间清醒期"。

（2）颅内压增高及脑疝形成

表现为意识障碍加重，血肿侧瞳孔先缩小后散大，光反应随之消失，继之对侧瞳孔散大，甚则呼吸、心跳停止而死亡。

2. 硬脑膜下血肿

多伴有脑挫裂伤，一般由脑表面的皮层静脉、桥静脉或静脉窦破裂出血所致。

（1）急性硬脑膜下血肿

1）脑挫裂伤较严重，进而出现急性颅内压增高及脑疝征象。

2）伤后意识障碍严重，常无典型的中间清醒期。

3）病情迅速恶化，很快出现单侧或双侧瞳孔散大，肌张力增高，呈去大脑强直状态。

4）腰穿可见有血性脑脊液。

（2）慢性硬脑膜下血驴

多见于有头部外伤史的老年人，常在伤后数周或数月出现颅内压增高症状、局灶性症状及精神症状，如头痛、记忆力减退、偏瘫、失语及偏侧感觉障碍等，甚至出现脑疝。

3. 脑内血肿

出血部位多与脑挫裂伤好发部位一致，少数发生在凹陷骨折处。浅部血肿较深部血肿多见，多由脑挫裂伤区皮层血管破裂所致，常与急性硬脑膜下血肿并存。故除原有神经症状加重外，还可出现颅内压增高及脑疝症状。

（二）诊断

颅内血肿病情危重，死亡率高，应早期诊断及早期治疗。对于头部外伤后出现明显的中间清醒期（昏迷-清醒-昏迷），或昏迷进行性加重，均应考虑颅内血肿。

影像学检查：

1）头颅 X 线平片有骨折线，CT 扫描在病变区有双透镜形，应为硬脑膜外血肿。

2）CT 扫描在病变区有高密度半月形影，应为硬脑膜下血肿；如有低密度半月形影，应为慢性硬脑膜下血肿。磁共振成像（MRI）对显示损伤程度、血肿大小等的诊断优于 CT。

3）CT 扫描显示圆形或不规则高密度影，周围有低密度水肿带，应为脑内血肿。

（三）治疗

颅内血肿确诊后应尽早施行手术，清除血肿，以缓解颅内高压，术后根据病情对症治疗。如原发性脑损伤较轻，病情发展缓慢者，可在严密监护或 CT 扫描动态观察下，采用非手术治疗。但治疗过程中如有病情恶化，仍需行手术治疗。

1. 手术治疗

方法有钻孔冲洗引流术、开颅血肿清除术及颞肌下减压或去骨瓣减压术。

2. 非手术治疗

适用于神志清楚、病情稳定、生命体征基本正常，症状逐渐减轻，无局限性脑压迫致神经机能受损表现，CT 扫描脑室、脑池无显著受压，血肿在 40 mL 以下，中线移位不超过 10 mm，非颅中窝或颅后窝血肿者。主要措施是严密观察患者，应用脱水、激素、止血及活血药物治疗，并利用 CT 做动态监护。

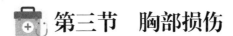

第三节　胸部损伤

一、概述

（一）解剖生理

胸壁由骨骼及肌肉等软组织构成。骨骼包括 12 个胸椎、12 对肋骨及 1 块胸骨形成的胸廓。胸廓呈上窄下宽、前后略扁的圆锥形；上口通向颈部，下口为膈肌封闭。胸廓保护胸内及部分腹内器官，并依靠肋骨上下升降及内外旋转动作配合膈肌的升降产生胸内的负压，进行呼吸运动和帮助静脉血向心回流。

肋骨有 12 对。肋骨的前端为肋软骨，第 1~7 对肋骨由软骨与胸骨形成关节相连，称为真肋；第 8~10 肋软骨不联结于胸骨，而联结于上一肋软骨，称为假肋；第 11、12 肋骨前端游离，称为浮肋。胸骨由柄、体及剑突三部分形成。柄、体间形成角度名为胸骨角，第 2 肋软骨附于此，是体表解剖的重要标志。

胸膜分为脏层和壁层，两层胸膜之间的密闭间隙叫胸膜腔。正常情况下，胸膜腔内有少量浆液起润滑作用；病变时可积液或粘连。胸膜腔和外界及胸内的脏器不通，而且形成负压，随呼吸相应变化。吸气时胸廓向上向外伸展，膈肌收缩下降而使胸廓扩大，因肺的弹性回缩力的作用，使胸膜腔的负压增高，为 $-8\sim10\ cmH_2O$。呼气时胸廓向下向内回缩，膈肌松弛上升使胸廓缩小，胸膜腔内负压降低，约为 $-3\sim5\ cmH_2O$。肺随负压变化而膨胀或萎缩，进行通气及换气。胸膜腔内负压对维持肺的扩张和通气功能十分重要，对促进静脉回流和淋巴液回流也有很重要的作用。

（二）病理生理改变

胸部损伤引起的病理生理改变，包括以下 5 个方面。

1. 胸廓完整性及胸廓运动协调性的破坏

正常呼吸运动有赖于完整的胸廓解剖结构及其运动的协调和对称。在胸部损伤特别是在发生多根多处肋骨骨折或合并胸骨骨折的肋骨骨折时，受伤的胸壁部分脱离胸廓整体，失去支持，形成浮（动）胸壁，也称连枷胸。该部分胸壁在吸气时反而向内塌陷，使伤侧肺受压不能膨胀，并使伤侧胸膜腔内压增高，纵隔向对侧移位，使对侧肺叶受压缩，在呼气时该部分胸壁反而向外膨出，伤侧胸膜腔内压力变小，肺膨胀致使肺内二氧化碳不能排出，于是产生矛盾（反常）呼吸。其结果是肺通气量减少，残气量增加，二氧化碳蓄积，缺氧，纵隔摆动或扑动，回心血量减少，心搏出量减少，导致呼吸循环功能的严重紊乱甚至衰竭。

2. 正常的胸膜腔负压减小或消失

正常胸膜腔负压对维持正常的呼吸运动，保持肺组织膨胀和表面张力都是很重要的。发生气胸（尤其是张力性气胸或开放性气胸）、血胸、血气胸时，胸膜腔正常负压减小、消失甚至变成正压，伤侧肺受压而萎缩，纵隔向对侧移位，使对侧肺组织受压，纵隔左右摆动。其结果是肺组织面积及通气量减少而致缺氧，静脉回心血量的受阻使心排血量减少，均可造成呼吸循环功能不全。

3. 胸膜—肺休克

在胸部开放性损伤时，大量空气进入胸膜腔，对满布神经末梢的壁层胸膜和肺产生强烈的刺激，以及由于纵隔摆动对迷走神经的牵扯刺激，均可引起反射性呼吸循环功能失调而导致休克，称为胸膜—肺休克。

4. 循环功能不全或衰竭

在胸壁软化反常呼吸运动、胸膜腔负压减小或消失的胸部损伤中，胸膜腔内压力增高，纵隔移位、摆动或扑动，使腔静脉扭曲移位，静脉血向心回流受阻，回心血量减少，心排出量减少，冠状动脉灌注及周围循环灌注不良，导致循环功能不全或衰竭。在有大量血胸或心脏大血管直接损伤时，就更容易出现循环功能不全。循环功能不全又可引起肺血流灌注减少，从而加重了通气／血流比例失调，进一步影响呼吸功能。

5. 呼吸道梗阻

严重胸部损伤，由于肺组织内出血，支气管的痉挛及分泌物增多，或因疼痛使患者不能做有效的咳嗽排痰动作，使呼吸道内分泌物、血痰或呕吐物积存而产生呼吸道的梗阻，引起缺氧甚至窒息。

二、肋骨骨折

肋骨在外力作用下发生断裂、裂纹，使其连续性破坏，在胸部损伤中最为常见。肋骨骨折可为单根骨折，也可为多根多处骨折。第 1～3 肋骨粗短，且有锁骨、肩胛骨保护，不易发生骨折。第 4～7 肋骨长而薄，最易折断。第 8～10 肋前端肋软骨形成肋弓与胸骨相连，第 11～12 肋骨前端游离，弹性都较大，均不易骨折。多根多处肋骨骨折将使局部胸壁失去完整肋骨支撑而软化，出现反常呼吸运动。骨折端刺破肺脏可产生气胸、血胸，刺破肋间血管，造成大出血。

（一）临床表现与诊断

单根单处肋骨骨折的主要症状为局部疼痛，在深呼吸、咳嗽或转动体位时加剧。胸痛使呼吸变浅、咳嗽无力，呼吸道分泌物增多、潴留，乃至肺不张和肺部感染。胸壁可有畸形，局部明显压痛，挤压胸部疼痛加重，甚至出现骨摩擦音。骨折断端向内移位可刺破胸膜、肋间血管和肺组织，产生气胸、血胸、胸壁皮下气肿或咯血。多根多处肋骨骨折，不但累及多根肋骨，且常在同一肋骨有前后段折断，形成胸壁的部分软化而出现反常呼吸。即当吸气时，软化部分胸壁不随全胸廓向外扩展，反而向内塌陷，使伤侧肺受压不能膨胀，伤侧胸膜腔内压增高，纵隔向对侧移位，使对侧肺也受压；在呼气时，该部分胸壁反而向外膨出，伤侧肺膨胀致使二氧化碳不能排出，结果肺通气量减少，残气量增加，二氧化碳蓄积，缺氧，同时纵隔左右摆动，静脉向心回流量减少，心搏出血减少。如受累胸廓范围较大，则可严重影响呼吸循环功能。胸部 X 线摄片可显示肋骨骨折断裂线和断端错位。

（二）治疗

肋骨骨折处理的原则是镇痛、清理呼吸道分泌物、固定胸廓和防治并发症。

1. 闭合性单根单处肋骨骨折

骨折两断端因有上下完整的肋间肌支撑，较少有错位、活动和重叠，多能自行愈合。可采用宽胶布、多带条胸带或弹性胸带固定胸廓，其目的主要是减少肋骨断端活动，减轻疼痛。

2. 闭合性多根多处肋骨骨折

胸壁软化范围小者，可用厚敷料铺在软化区加压、包扎固定。胸壁软化范围大，反常呼吸运动明显的连枷胸患者，可用牵引固定或内固定，消除胸壁反常呼吸。对咳嗽无力，不能有效排痰或呼吸衰竭者，需做气管插管或气管切开，以利吸痰，给氧和施行辅助呼吸。

3. 开放性肋骨骨折

胸壁创口彻底清创，用不锈钢钢丝固定肋骨断端。如胸膜已穿破，尚需行胸膜腔引流术，手术后应用抗生素预防感染。

三、气胸

胸部损伤患者有 60%~70% 发生气胸，而且常伴有血胸。闭合性损伤气胸的来源为肺、支气管裂伤，亦见于食管破裂；开放性损伤则外界空气随呼吸自伤口进入胸膜腔。依损伤的性质和所产生气胸内压的不同，其临床表现亦各异。临床上一般将损伤性气胸分为闭合性气胸、开放性气胸和张力性气胸三类。

（一）闭合性气胸

多见于一般闭合性胸部损伤。空气主要来自肺组织裂口，气胸造成部分肺萎陷，胸内压仍低于大气压。胸膜腔积气量决定伤侧肺萎缩的程度。

1. 临床表现与诊断

肺萎缩在 30% 以下的小量气胸，可无明显症状。大量气胸时有胸痛、胸闷、呼吸短促、气管向健侧移位，伤侧胸部叩诊呈鼓音，呼吸音降低。胸部 X 线检查可显示肺萎陷和胸腔积气，有时可伴有少量积液。

2. 治疗

小量气胸，肺萎陷在 30% 以下无须特殊处理，胸腔内的积气一般可在 1~2 周内自行吸收。大量气胸应在伤侧锁骨中线第二肋间行胸腔穿刺抽气或行胸腔闭式引流术，促进肺尽早膨胀，并应用抗生素预防感染。

（二）开放性气胸

胸壁穿透性损伤导致胸膜腔与外界大气交通，称为开放性气胸。空气随呼吸运动而经伤口自由出入胸膜腔，破坏了胸膜腔与外界大气间的正常压力差。胸膜腔内压与大气压力相等，使伤侧胸膜腔负压消失，伤侧肺完全萎陷，丧失呼吸功能。纵隔向健侧移位，使健侧肺也扩张不全。呼气、吸气时，两侧胸膜腔压力不均衡，使纵隔在吸气时移向健侧，呼气时移向伤侧，称为纵隔扑动。纵隔扑动和移位影响静脉回心血流，引起体循环障碍。

1. 临床表现与诊断

患者出现明显的呼吸困难，鼻翼扇动，口唇发绀，颈静脉怒张，伤侧胸壁创口可伴有气体进出胸腔发出的吸吮样声音。气管向健侧移位，伤侧胸部叩诊鼓音，呼吸音消失，严重者可伴有休克。胸部 X 线检查可见伤侧胸腔大量积气，肺萎陷，纵隔移向健侧。

2. 治疗

开放性气胸急救处理要点是迅速封闭伤口，使之变为闭合性气胸。可用大块多层的凡士林纱布外加棉垫暂时封闭伤口，并加压包扎。进一步处理措施是给氧，补充血容量，纠正休克，清创缝合胸壁伤口，并行胸腔闭式引流术。鼓励患者咳嗽排痰，并给予抗生素预防感染。如疑有胸腔内脏损伤或进行性出血者，则需行开胸或胸腔镜探查术。

（三）张力性气胸

支气管、肺组织裂伤，常见于较严重的闭合性胸部损伤。气胸来源于较大的肺裂伤或支气管裂伤，破口与胸膜腔相通，且呈活瓣状，吸气时裂口张开，空气进入胸膜腔，呼气时裂口闭合，气体不能排出，使胸膜腔内气体愈积愈多，压力不断增高并超出大气压，又称高压性气胸。伤侧肺完全萎陷，纵隔明显向健侧移位，健侧肺也明显受压，造成严重的呼吸循环障碍。

1. 临床表现与诊断

患者表现为严重或极度呼吸困难，烦躁，意识障碍，大汗淋漓，发绀。气管明显移位，颈静脉怒张，多有皮下气肿。伤侧胸部饱满，叩诊鼓音，呼吸音消失。胸部 X 线检查显示胸腔严重积气，肺完全萎陷，纵隔移位，并可有纵隔和皮下气肿。胸腔穿刺有高压的气体向外冲出。患者可有脉细快、血压降低等循环障碍表现。

2. 治疗

张力性气胸是可迅速致死的危急重症。入院前或院内急救需迅速使用粗针头穿刺胸膜腔排气减压。进一步处理应安置胸腔闭式引流，使用抗生素预防感染。在漏气停止，肺充分膨胀后 24～48 小时，即可拔除引流插管。如经闭式引流后持续漏气而肺难以膨胀时，需考虑开胸或行胸腔镜探查术。

四、血胸

胸膜腔积血称为血胸，与气胸同时存在称为血气胸。胸腔内任何组织结构损伤出血均可导致血胸。

由于肺、心、膈肌的不断活动，对胸膜腔内积血有去纤维蛋白作用，血液多不凝固。当胸腔内迅速积聚大量血液，以致去纤维蛋白作用不全时，积血在胸膜腔内凝固，形成凝固性血胸。凝血块机化后形成纤维板，限制肺与胸廓活动，损害呼吸功能。如积血不及时排出，还易继发感染，形成脓血胸。

（一）临床表现与诊断

血胸的临床表现与出血量、出血速度和个人体质有关。少量血胸可无明显症状。中等量以上血胸可出现面色苍白、脉搏细快、血压下降等低血容量性休克表现和胸腔积液的体征，如呼吸急促，伤侧肋间隙饱满，气管向健侧移位，伤侧叩诊有浊音，呼吸音减弱。X线检查伤侧肺野被液体阴影所遮盖，纵隔向健侧移位，血胸同时伴有气胸时可见气液平面。胸腔穿刺抽出血液可明确诊断。

具备以下征象则提示进行性血胸：

1）持续脉搏加快，血压降低，或虽经补充血容量血压仍不稳定。

2）胸腔闭式引流量每小时超过 200 mL，持续 3 小时以上。

3）血红蛋白量、红细胞计数和红细胞压积测定呈进行性降低，引流胸腔积血的血红蛋白量和红细胞计数与周围血相接近。

（二）治疗

非进行性血胸可根据积血量多少，采用胸腔穿刺或胸腔闭式引流术治疗，及时排出积血，促使肺膨胀，改善呼吸功能，并使用抗生素预防感染。进行性血胸应及时行开胸探查手术，找到出血的来源，进行手术止血，并同时补充血容量，纠正低血容量性休克。凝固性血胸应待患者情况稳定后尽早手术，清除血块，并剥除胸膜表面的血凝块机化而形成的包膜，术后留置胸腔闭式引流管，使肺复张。

下面简要介绍胸腔闭式引流术。

1. 适应证

1）中、大量闭合性气胸，开放性气胸，张力性气胸。

2）胸腔穿刺术治疗后气胸增加者。

3）需要机械通气或人工通气的气胸或血气胸。

4）中等量以下的非进行性血胸。

5）拔除胸腔引流管后气胸或血胸复发者。

2. 方法（图 8-1）

根据临床诊断确定插管的部位，常规情况下，气胸引流选择在前胸壁锁骨中线第 2 肋间隙，血胸则在腋中线第 6 或第 7 肋间隙。常规消毒后，局部胸壁全层（包括壁层胸膜）做局部浸润麻醉，切开皮肤，钝性分离肌层，经肋骨上缘置入带侧孔的胸腔引流管。引流管侧孔应深入胸腔内 2～3 cm 并妥善固定。引流管外接闭式引流装置，保证胸腔内气、液体克服 3～4 cm 水柱的压力通畅引流出胸腔，而

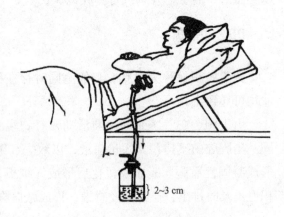

图 8-1　胸腔闭式引流术

外界大气、液体不会吸入胸腔。术后经常挤压引流管以保持通畅，记录每小时或 24 小时引流量。引流后肺膨胀良好，连续 24 小时无气体和液体流出，可在患者深吸气后屏气时拔除引流管，并用纱布与胶布封闭伤口。

第四节 腹部损伤

一、概述

腹部损伤是指由各种原因所致的腹壁或腹腔内器官的损伤。为外科常见急症，其发生率在平时占各种损伤的 0.4%～1.8%，战争时损伤可高达 50%。

（一）分类

腹部损伤可分为开放性和闭合性两大类。开放性损伤有腹膜破损者，为穿透伤（多伴内脏损伤）；无腹膜破损者，为非穿透伤（闭合性损伤）。穿透伤中，有入口和出口者为贯通伤，只有入口没有出口者为非贯通伤。闭合性损伤可以仅局限于腹壁，也可能累及腹腔内脏器。此外，各种穿刺、内镜、灌肠、刮宫、腹部手术等诊治措施导致的腹部损伤，称医源性损伤。

（二）临床表现

一般单纯腹壁损伤的症状和体征较轻，可表现为受伤部位疼痛，局限性腹壁肿胀、压痛，或有时可见皮下瘀斑。内脏如为挫伤，可有腹痛或无明显临床表现。

肝、脾、胰、肾等实质器官或大血管损伤引起的腹腔内（或腹膜后）出血，主要表现为面色苍白，脉率加快；严重时脉搏微弱，血压不稳，甚至休克。肾脏损伤时可出现血尿，胃肠道、胆道、膀胱等空腔脏器破裂的突出表现是腹膜刺激征，其刺激程度因内容物不同而异，通常是胃液、胆汁、胰液刺激性最强，肠液次之，血液最轻。如果两类脏器同时破裂，则出血性表现和腹膜炎可以同时存在。

（三）辅助检查

1.诊断性腹腔刺穿术

穿刺点最多选在脐和髂前上棘连线的中、外 1/3 交界处或经脐水平线与腋前线相交处。也可把有多个侧孔的细塑料管经针管送入腹腔深处，进行抽吸。抽到液体后，应观察其性状，如血液、胃肠内容物、混浊腹水、胆汁或尿液，借以推断哪类脏器受损。如果抽到不凝血液，提示系实质性器官破裂所致内出血，因腹膜的去纤维化作用而使血液不凝。抽不到液体并不完全排除内脏损伤的可能性，应继续严密观察，必要时可重复穿刺，或改行腹腔灌洗术。对于有严重腹内胀气、中、晚期妊娠、既往有腹部手术或炎症史及躁动不能合作者，不宜做腹腔穿刺。

2.X 线检查

如果伤情允许，做 X 线检查可以提供有价值的资料。最常用的是胸片及平卧位腹部平片，酌情可拍骨盆片。骨折的存在提示可能有脏器损伤。

（1）气体

腹腔游离气体是胃肠道（常见于胃、十二指肠和结肠，少见于小肠）破裂的证据，立位腹部平片可表现为膈下"新月形"阴影。腹膜后积气（呈花斑状改变），提示腹膜后十二指肠或结直肠穿孔。

（2）液体

腹腔内有大量积血时，仰卧位显示小肠多浮动到腹部中央，肠间隙增大。充气的左、右结肠可与腹膜脂肪线分离。腹膜后血肿时，腰大肌影消失。

（3）移位

胃右移、横结肠下移，胃大弯有锯齿形压迹，是脾破裂的征象。右膈升高，肝正常外形消失及右下胸肋骨骨折，提示有肝破裂的可能。

3.B 超检查

主要用于诊断肝、脾、胰、肾的损伤，能根据脏器的形状和大小，提示损伤的有无、部位和程度，以及周围积血、积液情况。

4.计算机断层摄影（CT）和磁共振（MRI）检查

对实质脏器损伤及其范围、程度有重要的诊断价值。CT 影像比 B 超更为精确，假阳性率低。MRI 检查对血管损伤和某些特殊部位的血肿如十二指肠壁间血肿有较高的诊断价值。

5.腹腔镜

可明确诊断腹内损伤。现在多用无气腹腔镜检查的方法，以减少二氧化碳气腹的并发症。

（四）诊断

腹部损伤诊断的重点是确定患者有无内脏损伤。了解受伤过程和检查体征是诊断腹部损伤的主要依据。在对腹部受伤部位做重点检查的同时，不应忽视全身的、全面系统的检查，应注意某些伤者可同时有一处以上内脏损伤，有些还可同时合并腹部以外损伤。

（五）治疗

穿透性开放损伤和闭合性腹内损伤多需手术。穿透性损伤如伴腹内脏器或组织自腹壁伤口突出，可用消毒碗覆盖保护，勿予强行回纳，以免加重腹腔污染。回纳应在手术室麻醉后进行。

1.休克防治

对出血性休克患者，若在积极的抗休克治疗下，病情不见好转，提示腹腔内有进行性大出血，在抗休克的同时，迅速剖腹止血。空腔脏器穿破者，休克发生较晚，多数属失液性休克，一般应在纠正休克的前提下进行手术。

2. 非手术治疗

（1）严密观察

对于一时不能明确有无腹部内脏损伤而生命体征尚稳定的患者，严密观察并反复检查伤情的演变，并根据这些变化，不断综合分析，尽早得出结论而不致贻误治疗。观察的内容包括：

1）每15～30分钟测定一次脉率、呼吸和血压。

2）每30分钟检查一次腹部体征，注意腹膜刺激征程度和范围的改变。

3）每30～60分钟测定一次红细胞数、血红蛋白和血细胞比容，了解是否下降，并复查白细胞数是否上升。

4）必要时可重复进行诊断性腹腔穿刺术或灌洗术。

（2）注意事项

1）不要随便搬动伤者，以免加重伤情。

2）不能注射止痛剂，以免掩盖伤情。

3）禁止饮食，以免有胃肠道穿孔时加重腹腔污染。

（3）治疗措施

1）积极补充血容量，防治休克。

2）注射广谱抗生素以预防或治疗可能存在的腹内感染。

3）疑有空腔脏器破裂或有明显腹胀时，应进行胃肠减压。

以上方法未能排除腹内脏器损伤或在观察期间出现以下情况时，应终止观察，及时进行手术探查：

1）腹痛和腹膜刺激征进行性加重或范围扩大。

2）肠鸣音逐渐减弱、消失或出现明显腹胀。

3）全身情况有恶化趋势，出现口渴、烦躁、脉率增快或体温及白细胞计数上升。

4）红细胞计数进行性下降。

5）血压由稳定转为不稳定甚至下降。

6）胃肠出血。

7）积极救治休克而情况不见好转或继续恶化。

尽管可能会有少数伤者的探查结果为阴性，但腹内脏器损伤被漏诊，有导致死亡的可能。因此，只要严格掌握指征，剖腹探查术所付出的代价是值得的。

3. 手术治疗

腹部闭合性损伤有内脏损伤或内脏损伤的可能性甚大者，应及时手术探查。手术前应积极地做好充分准备，既不能延误手术，又要避免无所准备的仓促上阵。如腹腔外还有其他合并伤，应首先处理对生命威胁最大的损伤，窒息、呼吸窘迫、气胸、心包填塞、大出血等均应优先处理。

腹部开放性损伤应在适当的术前准备和麻醉后及时手术，一方面处理伤口，另一方面探查整个伤道。如证实为腹腔穿透性伤，应立即扩大伤口探查腹腔，确定有无内脏损伤并给予适当的处理。对于已确诊或高度怀疑腹内脏器损伤者的处理原则是：做好紧急术前准备，力争早期行剖腹探查手术。对于腹腔内脏器损伤本身，实质性脏器损伤常可发生威胁生命的大出血，故比空腔脏器损伤更为紧急，而腹膜炎尚不致在同样的短时间内发生生命危险。

麻醉选择以气管内麻醉比较理想，既能保证麻醉效果，又能根据需要供氧，并防止手术中发生误吸。胸部有穿透伤者，无论是否有血胸或气胸，麻醉前都应先做患侧胸腔闭式引流，以免在正压呼吸时发生危险的张力性气胸。

据可能受伤脏器的位置，选择最易接近的切口进腹。如不能确定受伤的器官时，多采用右侧经腹直肌切口进腹。

切开腹膜后，根据溢出的气体，血液、渗液的性状即可判别是何种脏器损伤。有腹腔内出血时，开腹后应立即吸出积血，清除凝血块，迅速查明来源，加以控制。肝、脾、肠系膜和腹膜后的胰、肾是常见的出血来源。

如果腹腔内没有大出血，则应对腹腔脏器进行系统、有序地探查。探查次序原则上应先探查肝、脾等实质性器官，同时探查膈肌有无破损。接着从胃开始，逐段探查十二指肠第一段、空肠、回肠、大肠及其系膜。然后探查盆腔脏器，再后则切开胃结肠韧带显露网膜囊，检查胃后壁和胰腺。如属必要，最后还应切开后腹膜探查十二指肠二、三、四段。原则上是先处理出血性损伤，后处理穿破性损伤；对于穿破性损伤，应先处理污染重的损伤，后处理污染轻的损伤。

关腹前应彻底清除腹内残留的液体和异物，恢复腹内脏器的正常解剖关系。用生理盐水冲洗腹腔，污染严重的部位应反复冲洗。根据需要放置引流。腹壁切口污染不重者，可以分层缝合，污染较重者，皮下可放置乳胶片引流，或暂不缝合皮肤和皮下组织，留作延期处理。

二、常见内脏损伤的特征和处理

（一）脾破裂

脾脏遭受暴力损伤而发生破裂称脾破裂。脾脏是腹腔内较大的实质性脏器，血运丰富，组织脆弱，易损伤破裂。在腹部闭合性损伤中，脾破裂居于首位。有慢性病理改变（如血吸虫病、疟疾、淋巴瘤等）的脾更易破裂。

脾破裂有三种类型，即中央型破裂（破在脾实质深部）、被膜下破裂（破在脾实质周边部分）和真性破裂（破损累及被膜）。真性脾破裂立即有内出血及轻度腹膜刺激征，表现明显，一般较易诊断。前二者因出血受包膜限制，临床表现不明显，早期诊断不易。如血肿继续增大，可自发地或在轻微外力下突然破裂，称为"延迟性脾破裂"，多发生于伤后1～2周内。如疑有中央型或被膜下脾破裂的可能，应进行 B

超检查，多能确诊。此类患者应予住院观察，严格卧床休息，给予止血剂，加强监测，定期用 B 超观测脾的变化，做好随时手术的准备。若发生破裂出血，应立即手术治疗。

真性脾破裂时常并发休克，应在加快输血、输液、抗休克的同时施行手术治疗，拖延手术时间可使出血更多，休克严重，增加危险。手术进入腹腔后首先用手捏住脾蒂，控制出血，一面吸除积血，同时探查以明确诊断并决定手术方式。由于脾组织脆弱，不易缝补止血，一般多采用脾切除术治疗，尤其是裂口广泛、深大者。近来因鉴于脾脏参与免疫功能，脾切除的儿童有可能发生难以控制的暴发性感染，故建议尽量保留脾脏。表浅的或局限的脾破裂，提倡采用修补、缝合或黏合止血或脾部分切除等治疗，但均应在保证安全下施行。严重的脾破裂仍应行脾切除术。

（二）肝破裂

肝脏遭受强大暴力损伤而破裂，称为肝破裂。肝脏因其体积大、重量大、质地脆弱、血运丰富、结构和功能复杂，故伤情往往较重，死亡率和并发症发生率都极高。肝破裂的病理类型和临床表现与脾破裂相似，不过肝破裂后可有胆汁与血同时进入腹腔，故其腹痛及腹膜刺激征较脾破裂时明显。肝破裂的临床表现和损伤的严重性与有无合并胆管损伤及血管损伤有关。浅表的肝破裂出血可自行停止，出血量和速度亦小于脾破裂。被膜下破裂或中央型破裂也有转为真性破裂的可能，但较少。深大的真性肝破裂出血较多，如伴有较大的肝血管破裂，可发生致命性大出血。肝被膜下破裂也有转为真性破裂的可能，而中央型肝破裂则更易发展为继发性肝脓肿。肝破裂的出血有时会进入肠腔而出现呕血或黑便。B 超检查对肝破裂的诊断有重大帮助。

肝破裂原则上均应进行手术治疗。手术治疗的原则是：彻底清创、确切止血、防止胆瘘、清除失活的肝组织、充分引流和处理其他合并伤。多数情况需要的是清创性切除；清除血块及无活力的肝组织，用大网膜覆盖创面后做间断或褥式缝合；严重损伤无法修补者，可做肝部分切除术。对术中汹涌的大出血，限于设备及技术条件无法施行手术者，可先在伤部填入网膜或止血海绵后，再有计划地填纱布压迫止血，使其不与创面直接接触，尚不失为挽救生命、争取时间的应急手段。无论何种手术均应留置多孔硅胶双套管行负压吸引，以引流出渗出的血液和胆汁，防止感染。

（三）小肠损伤

小肠是人体腹腔内占位最广的器官，因腹前壁、侧壁均为软组织，不能充分保护小肠，故受伤的概率较大，在战伤中占第一位。在平时的钝性损伤中，与脾破裂的发生概率相近。更因其重叠盘曲，常会在一次创伤中发生多处破损，故剖腹后应有序地全面检查，以免遗漏。伤后一般于早期即表现有明显的腹膜炎，诊断多不难。但有时在早期，肠壁只有挫伤，稍后才发生穿孔；或穿孔较小，或穿孔暂时被肠管或大网膜堵塞，漏至腹腔的肠内容物少，以致自觉症状较轻，临床表现不典型，腹腔穿刺结果为阴性，X线检查无气腹征，诊断困难。但只要仔细检查，系统地严密监测，还是可以避免漏诊的。治疗方法以手术修补为主，采用间断的横向缝合方法修补裂口，以免术后肠腔狭窄。如属以下情况，应采用部分小肠切除同时做肠吻合术，恢复肠道的连续性：

1）肠壁缺损大或一小段肠袢有多处破口，修补缝合后可能发生肠腔狭窄。

2）肠系膜血管损伤，一段肠袢血运障碍，或已无活力。

3）肠管已大部分或完全断裂。以上情况如患者状态极差，可暂将肠管外置，待患者情况好转后再作二期处理。

（四）结、直肠损伤

结肠损伤发生于上腹部和两侧腹部的损伤，直肠损伤发生于盆腔的损伤。结、直肠内容物黏稠，甚至已成粪便，破裂后漏出较慢，而且其刺激性较弱，故早期腹膜刺激征不明显，容易被忽视。结肠除横结肠、乙状结肠外均为腹膜间位器官，在两侧位置固定，活动度小；结肠肝曲、结肠脾曲、直肠位置深，经一般剖腹探查切口不易显露，如损伤在结肠后壁，则更难探查，故结、直肠损伤的诊断有一定的难度。

结、直肠是身体内含细菌较多的器官.破裂后腹腔内的沾染严重；结、直肠的血运不及小肠丰富，愈合能力不及小肠；而且结、直肠内容物较多且硬，伤后引起腹膜炎和手术后发生肠瘘等并发症的可能也增多。

结、直肠损伤的治疗原则是：除右半结肠小的新鲜伤口、腹腔污染很轻、一般情况良好的患者可做一期修补或切除吻合外，一般多先做暂时性肠造口术或肠外置术；3~4周后，经适当准备再做二期手术。若采用一期修补或切除吻合者，最好在其进口端做造口术，转移粪流，减少吻合口的感染和瘘的形成。污染轻者也可行一期修补或肠切除吻合术，术中要加强防护、减少污染，术毕腹腔及腹壁也要清洗干净，并置腹腔引流管。术前、术后应使用抗生素预防感染。

第五节　泌尿系统损伤

由于肾、输尿管、膀胱、后尿道受到周围组织和器官的良好保护，通常不易受伤。泌尿系统损伤大多是胸、腹、腰部或骨盆严重损伤的合并伤，此外也常见于医源性损伤，包括手术、内镜检查、各种器械检查等所致的损伤。泌尿系损伤在泌尿外科比较常见，最多见的是男性尿道损伤，其次是肾和膀胱损伤，输尿管损伤最少见。泌尿系损伤属于中医"腰痛""腹痛""血淋"等范畴。

泌尿系损伤主要表现为出血和尿外渗。大出血可引起休克，血肿和尿外渗可继发感染，严重时导致脓毒症、周围脓肿、尿瘘或尿道狭窄。病情严重者，若不及时合理治疗，会造成严重后果，甚至危及患者生命。

一、肾损伤

肾损伤通常是严重多发性损伤的一部分，多见于成年男子。肾脏深藏于肾窝内，上有膈肌，前有腹壁及腹腔脏器，后有脊椎、腰大肌、腰方肌，外有第 10～12 肋骨等保护，正常肾在脂肪囊内有一定的活动度，可以缓冲外来暴力的作用，因而不易受到损伤。但肾脏实质脆弱，包膜薄，受暴力打击或牵拉时，会发生破裂或肾蒂损伤。肾脏血液循环丰富，在挫伤或轻度裂伤时容易愈合。

（一）病因与分类

1. 开放性损伤

因弹片、枪弹、刀刃等锐器致伤，多见于战时。肾和皮肤均受到损伤，肾损伤与外界相通，常合并腹、胸部其他组织器官损伤，损伤复杂而严重。

2. 闭合性损伤

体表皮肤完整，肾损伤与外界不相通，由于钝性暴力所引起。直接暴力如撞击、跌打、挤压、肋骨或横突骨折等，是作用物体直接打击腹部和腰部。间接暴力如对冲伤、突然暴力扭转等，多见于高空坠落时，足跟或臀部着地发生的减速伤，肾脏由于惯性作用继续下降，可发生肾实质损伤或肾蒂撕裂伤。自发性肾破裂是由于肾脏本身病变，如积水、肿瘤、结核、囊性疾病等，当肾体积增加到一定程度，肾实质变薄，轻微外伤或体力劳动时，也可造成严重的"自发性"肾破裂。偶然在医疗操作中如肾穿刺、腔镜泌尿外科检查或治疗时，也可能发生肾损伤。

（二）病理

临床上最多见的为闭合性肾损伤，根据损伤的程度可分为以下病理类型（图 8-2）。

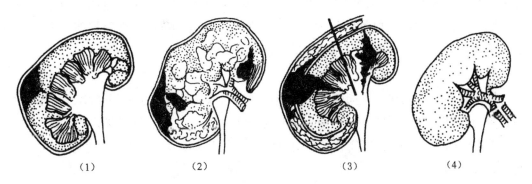

|（1）|（2）|（3）|（4）|

图 8-2 肾损伤病理类型

（1）肾挫伤；（2）肾部分裂伤；（3）肾全层裂伤；（4）肾蒂损伤

1. 肾挫伤

最多见，损伤仅局限于部分肾实质，形成肾瘀斑和（或）包膜下血肿，肾包膜及肾盂黏膜完整。一般症状轻微，可以自愈。

2. 肾部分裂伤

肾实质破裂，如肾包膜尚完整，只形成包膜下血肿；如肾包膜破裂则形成肾周围血肿。肾实质、包膜及肾盂黏膜破裂时，导致肾周围血肿伴尿外渗或肉眼血尿。由于尿外渗，会引起肾周围蜂窝组织织炎或肾周围脓肿。

3. 肾全层裂伤

肾实质深度裂伤，外及肾包膜，内达肾盂肾盏黏膜，常引起广泛的肾周血肿、血尿和尿外渗，患者处于失血性休克状态。若肾横断或碎裂时，可导致部分肾组织缺血、坏死。

4. 肾蒂损伤

肾蒂或肾段血管的部分或全部撕裂时可引起大出血、休克，常来不及诊治而死亡。

肾损伤晚期病理改变包括长期尿外渗，形成尿囊肿；血肿、尿外渗引起组织纤维化，压迫肾盂、输尿管交界处导致肾积水；部分肾实质缺血或肾蒂周围纤维化压迫肾动脉，引起肾血管性高血压等。

（三）临床表现

肾损伤的临床表现与损伤程度有关，常不相同，尤其在合并其他器官损伤时，肾损伤的症状不易被察觉。其主要表现有休克、血尿、疼痛、腰腹部肿块、发热等。

1. 休克

严重肾裂伤、肾蒂裂伤或合并其他脏器损伤时，因损伤和失血常发生休克。伤后即刻出现，可能为剧烈疼痛所致；短期内很快出现，时常提示严重的内出血。

2. 血尿

绝大多数肾损伤患者可出现血尿。轻者为镜下血尿；重者出现肉眼血尿，可伴有条状血块和肾绞痛。肾挫伤时可出现少量血尿；严重肾裂伤则呈大量肉眼血尿，并有血块阻塞尿路。尿内出血量的多少不能判定损伤的范围和程度，严重损伤而大量出血时常因血块或肾组织碎片阻塞输尿管，血尿可不明显。

3. 疼痛

鬈臂肾包膜下血肿、肾周围软组织损伤、出血或尿外渗可引起患侧腰、腹部疼痛。体检可有腰部压痛和叩击痛，严重时腰肌紧张和强直。血液、尿液渗入腹腔或合并腹内脏器损伤时，出现全腹疼痛和腹膜刺激症状。血块通过输尿管时可发生肾绞痛。

4. 腰腹部肿块

血液、尿液渗入肾周围组织可使局部肿胀，形成肿块。腰部有压痛和叩击痛，严重时腰肌紧张和僵直。

5. 发热

血肿和尿外渗可继发感染，甚至导致肾周脓肿或化脓性腹膜炎，伴有全身中毒症状。

（四）诊断

根据病史、症状、体征和尿液检查可做出初步诊断。要进一步了解损伤范围和程度，必须选择相关的特殊检查。

1. 病史与体检

任何腹部、背部、下胸部外伤或受对冲力损伤的患者，无论是否有典型的腰腹部疼痛、肿块、血尿等，均要注意肾损伤的可能。有时症状与肾损伤的严重程度并不相符。严重的胸、腹部损伤时，往往容易忽视泌尿系统损伤的临床表现，应当尽早收集尿液标本，做尿常规检查，以免贻误诊断。

2. 实验室检查

（1）尿常规

尿中会有大量红细胞。

（2）血常规

血红蛋白与红细胞压积持续降低，提示有活动性出血。白细胞数增加，应注意继发感染的可能。

3. 特殊检查

目的在于发现损伤的部位和程度，有无尿外渗或肾血管损伤及对侧肾情况。B 型超声检查能提示肾损伤的部位和程度，可了解有无被膜下和肾周围血肿及尿外渗，其他器官损伤及对侧肾等情况；CT 检查可清晰显示肾实质裂伤、尿外渗及血肿范围，显示无活力的肾组织，并可了解与周围组织和腹腔内其他脏器的关系；排泄性尿路造影可显示肾功能、上尿路形态及有无造影剂外渗，以评价肾损伤的范围和程度；肾动脉造影适宜于排泄性尿路造影未能提供肾损伤的部位和程度，尤其是伤侧肾未显影者，可了解肾动脉和肾实质损伤情况，同时可发现有无肾动脉血栓形成。

（四）治疗

肾损伤的处理与损伤程度直接相关，治疗方法的选择要根据患者伤后的一般情况、受伤的范围和程度及有无其他器官的严重损伤而确定。

1. 急救治疗

对大出血而休克的患者应采取抗休克、复苏等急救措施，严密观察生命体征变化，同时明确有无合并伤，并积极做好手术探查准备。

2. 保守治疗

1）绝对卧床休息 2~4 周，症状完全消失 2~3 个月后方可参加体育活动。

2）镇静、止痛及止血药的应用。

3）应用抗生素防治感染。

4）加强支持疗法，保持足够尿量。

5）动态检测血红蛋白和血细胞比容。

6）定时监测生命指征及局部体征的变化。

3. 手术治疗

一旦确定为严重肾裂伤、粉碎肾或肾蒂伤，应立即手术探查。保守治疗者，当发现下列情况时，应立即施行手术：

1）经积极抗休克治疗后症状不见改善，提示仍有活动性出血。

2）血尿加重，血红蛋白和血细胞比容继续下降。

3）腰腹部肿块明显增大并疑有腹腔脏器损伤。

手术时可根据肾损伤的程度和范围，选择肾周围引流、肾修补或肾部分切除、肾切除、肾血管修复及肾动脉栓塞等术式。

4. 并发症处理

常由出血或尿外渗及继发性感染等所引起。腹膜后尿囊肿或肾周脓肿要切开引流。输尿管狭窄、肾积水需施行输尿管成形术或肾切除术。恶性高血压要做血管修复或肾切除术。动静脉瘘和假性肾动脉瘤应予以修补，如在肾实质内则可行部分肾切除术。持久性血尿可施行选择性肾动脉造影及栓塞术。

二、膀胱损伤

膀胱损伤分为开放性损伤和闭合性损伤。膀胱开放性损伤常见于战时，往往合并其他脏器损伤；闭合性损伤偶见于下腹部踢伤、挤压等直接暴力损伤或并发于骨盆骨折。膀胱是位于腹膜外盆腔内的空腔脏器。膀胱空虚时位于骨盆深处，受到周围筋膜、肌肉、骨盆及其他软组织的保护，除贯通伤或骨盆骨折外，很少为外界暴力所损伤。膀胱在充盈 300 mL 尿液时，膀胱壁变薄而紧张，高出耻骨联合伸展至下腹部，易遭受损伤。

（一）病因与分类

根据损伤的病因不同，膀胱损伤可分为开放性损伤、闭合性损伤和医源性损伤三类。

1. 开放性损伤

由弹片、子弹或锐器贯通所致，常合并其他脏器损伤，如直肠、阴道损伤，形成腹壁尿瘘、膀胱直肠瘘或膀胱阴道瘘。

2. 闭合性损伤

当膀胱充盈时，下腹部遭撞击、挤压、骨盆骨折骨片刺破膀胱壁等而受伤。产程过长，膀胱壁被压在胎头与耻骨联合之间引起缺血性坏死，可致膀胱阴道瘘。

3. 医源性损伤

见于膀胱镜检查或治疗，如膀胱颈部、前列腺、膀胱癌等电切术，盆腔手术、腹股沟疝修补术、阴道手术等可伤及膀胱。

（二）临床表现

膀胱壁轻度挫伤仅有下腹部疼痛，少量终末血尿，短期内自行消失。膀胱全层破裂时症状明显，腹膜外形或腹膜内型的破裂各有其特殊的表现。

1. 休克

骨盆骨折所致剧痛、大出血，膀胱破裂引起尿外渗及腹膜炎等，伤势严重，易发生休克。

2. 腹痛

腹膜外破裂时，尿外渗及血肿可引起下腹部疼痛、压痛及肌紧张；直肠指检可触及肿物和触痛。腹膜内破裂时，尿液流入腹腔，可出现急性腹膜炎症状，并有移动性浊音。

3. 血尿和排尿困难

有尿急和排尿感，但仅排出少量的血尿。如有血块堵塞时，尿液外渗至膀胱周围或腹腔，尿道可无尿液排出。

4. 尿瘘

开放性损伤可有体表伤口漏尿；如与直肠、阴道相通，则经肛门、阴道漏尿。闭合性损伤在尿外渗感染后破溃，可形成尿瘘。

（三）诊断

根据病史、体征及其他检查结果，可以确诊膀胱损伤。但如伴有其他脏器损伤，膀胱损伤的病象可被其隐蔽。故凡下腹部、臀部或会阴部有损伤时，或下腹部受到闭合性损伤时，患者有尿急而不能排尿或仅排出少量血尿时，均应想到膀胱已受损伤。

1. 病史和体征

患者下腹部或骨盆受到外来暴力后，出现腹痛、血尿及排尿困难，体检发现耻骨上区压痛，直肠指检触及直肠前壁有饱满感，提示腹膜外膀胱破裂。全腹剧痛，腹肌紧张，压痛及反跳痛，并有移动性浊音，提示腹膜内膀胱破裂。骨盆骨折引起膀胱及尿道损伤，则兼有后尿道损伤的症状和体征。

2. 导尿试验

膀胱损伤时，导尿管可顺利插入膀胱，仅流出少量血尿或无尿流出。经导尿管注入灭菌生理盐水 200 mL，片刻后吸出，液体外漏时吸出量会减少，腹腔液体回流时吸出量会增多。若液体进出量差异很大，提示膀胱破裂。

3.X 线检查

腹部平片可以发现骨盆或其他骨折。自导尿管注入 15% 泛影葡胺 300 mL 行膀胱造影，拍摄前后位片，抽出造影剂后再摄片，可发现造影剂漏至膀胱外，排液后的照片更能显示遗留于膀胱外的造影剂。腹膜内膀胱破裂时，则显示造影剂衬托的肠袢。也可注入空气造影，若空气进入腹腔，膈下见到游离气体，则为腹膜内破裂。

（四）治疗

膀胱破裂的早期治疗包括综合疗法、休克的防治、紧急外科手术和控制感染。晚期治疗主要是膀胱瘘修补和一般支持性的处理。

1. 休克的处理

休克的预防和治疗是最首要的急救措施，也是手术前必要的准备，包括输血、输液及兴奋剂的应用等，迅速使患者脱离休克状态。

2. 紧急外科手术

处理的方法依损伤的位置、感染的情况和有无伴发损伤而定。手术的主要目标为尿液的引流、出血的控制、膀胱裂口的修补和外渗液的彻底引流。若腹腔内其他器官也有损伤，应同时给予适当的处理。

3. 晚期治疗

主要是处理膀胱瘘，必须待患者一般情况好转和局部急性炎症消退后才可进行。长期膀胱瘘可使膀胱发生严重感染和挛缩，应采取相应防治措施。手术主要步骤是切除瘘管和瘘孔边缘的瘢痕组织，缝合瘘孔并做高位的耻骨上膀胱造瘘术。结肠造口应在膀胱直肠瘘完全修复愈合后才关闭。膀胱阴道瘘与膀胱子宫瘘应进行修补，在耻骨上膀胱另造瘘口，并引流膀胱前间隙。

三、尿道损伤

尿道损伤在泌尿系损伤中最为常见，多发于男性。男性尿道以尿生殖膈为界，分为前、后两段。前尿道包括球部和阴茎部，后尿道包括前列腺部和膜部。球部和膜部的损伤多见，如处理不当，常产生尿道狭窄、尿瘘，不但影响排尿功能，还可导致尿路感染及肾功能受损或阴茎勃起功能障碍等。

（一）病因与分类

尿道损伤分为开放性和闭合性两类。开放性损伤多因弹片、锐器伤所致，常伴有阴囊、阴茎或会阴部贯通伤；闭合性损伤为挫伤、撕裂伤或腔内器械直接损伤。

1. 尿道内损伤

绝大多数是在应用经尿道器械操作或排出异物（如结石）时发生损伤。少数性变态、酒醉或精神患者用发针、铁丝类异物插入尿道而引起损伤。

2. 尿道外暴力损伤

这种损伤较尿道内损伤多见，可为贯通伤或闭合伤。贯通性尿道损伤主要见于战伤，尿道被火器或利器所穿破，受伤部位大多在球、膜部，海绵体部和前列腺部较少见。闭合性尿道损伤常见于会阴部骑跨伤和踢伤，受损部位多见于球部尿道；伴骨盆骨折时，常伴前列腺部尿道损伤。

（二）病理

尿道损伤可仅伤及黏膜或为尿道壁挫伤，但大多伤及全层而致尿道破裂。这种破裂可为纵行也可为横断，若完全割断而使断端上下回缩，两端之间有一空隙和错位。尿道全层裂伤后可有血尿外溢，血尿外渗的范围视尿道损伤的部位和程度不同而各不相同。临床上，尿道外伤后的尿外渗有以下两种类型。

1. 前尿道损伤

尿液外渗到阴囊、阴茎、会阴浅层和腹部。因腹壁浅筋膜固定于腹股沟韧带处，故尿液不会外渗到两侧股部（图 8-3）。

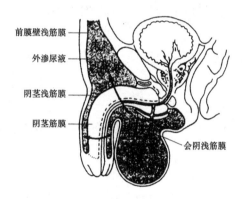

图 8-3 球部尿道损伤尿外渗的范围

2. 尿道破裂发生在后尿道即尿生殖膈两层之间或此膈之后

尿液会沿前列腺处外渗到耻骨后间隙和膀胱周围。膀胱主要由膜部尿道固定于尿生殖膈，若尿道完全断裂时，膀胱常被外渗的血液和尿液推向上方，使尿道两断端相距一大间隙（图 8-4）。

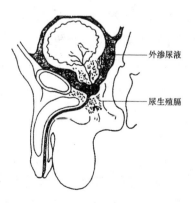

图 8-4 后尿道损伤尿外渗的范围

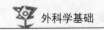
尿道破裂可并发尿道周围脓肿和尿瘘。晚期由于纤维瘢痕的形成，可产生尿道狭窄。

（三）临床表现

尿道损伤的症状取决于损伤的病因，尿道损伤的程度、范围和伴发的其他脏器损伤情况。

1. 休克

见于严重的损伤，尤多见于伴有骨盆骨折的后尿道损伤。

2. 疼痛

受损伤处有疼痛，有时可放射到尿道外口。疼痛尤其于排尿时更为剧烈。

3. 尿道出血

如损伤在尿道膜部的远端，即使不排尿时，也可见尿道外口滴血。如损伤在后尿道，则出血多见于排尿时，于排尿前或后有少量血液滴出。

4. 排尿困难和尿潴留

尿道完全断裂时，患者会有尿潴留。尿道挫裂伤时，也可因疼痛而致括约肌痉挛出现排尿困难和尿潴留。

5. 局部肿胀和瘀斑

受伤处组织出现肿胀和瘀血。如尿道骑跨伤者，会阴部、阴囊处可见肿胀、明显瘀斑。

6. 尿外渗和尿瘘

尿道全层裂伤后，当患者用力排尿时，尿液可由裂口外渗到周围组织中。一旦继发感染致蜂窝组织炎，可出现脓毒血症。如不及时治疗，可致死亡。如为开放性损伤，则尿液可从皮肤创口、肠道或阴道瘘口流出，最终形成尿瘘。

（四）诊断

根据病史和体征，有典型症状及血肿、尿外渗分布，尿道损伤的诊断并不困难。为检查尿道是否连续与完整，可行导尿术。一旦插入导尿管，应予留置，用以引流尿液并支撑尿道。尿道造影检查可显示损伤部位与程度，骨盆前后位 X 线摄片可显示骨盆骨折，有助于后尿道损伤的诊断。B 型超声检查可了解有无被膜下和膀胱周围血肿及尿外渗情况。

（五）治疗

1. 紧急处理

尿道球海绵体严重出血或骨盆骨折可致休克，应尽早采取抗休克措施。前者应立即手术止血；后者勿随意搬动，以防加重出血和损伤。尿潴留时，若未能立即手术，可做耻骨上膀胱穿刺造瘘引流尿液。尿道损伤或轻度裂伤者，排尿有困难时，予以保留导尿 1 周，并用抗生素预防感染。

2. 手术治疗

（1）前尿道横断或严重撕裂

经会阴切口，有血肿时应予清除，再做尿道断端吻合术，留置导尿 2～3 周，同时做引流和耻骨上膀胱造瘘术。

（2）后尿道损伤

早期做耻骨上高位膀胱造瘘。尿道不完全撕裂，一般在 3 周内愈合，恢复排尿。早期部分患者可行尿道会师复位术。尿道会师复位术后留置导尿管 3～4 周，若经过顺利，排尿通畅，可避免第二期尿道吻合术。

（3）并发症处理

尿道狭窄应定期施行尿道扩张术，无效者可用尿道镜行狭窄尿道切开，或于伤后 3 个月切除尿道瘢痕组织行尿道端端吻合术。后尿道合并直肠损伤，早期可立即修补，并做暂时性结肠造瘘。尿道直肠瘘时，一般 3～6 个月后再施行修补手术。

第六节　烧伤

烧伤是指因热水、蒸气、火焰、电流、放射线、酸、碱等引起的损伤。因高温造成的热烧伤，临床上最为常见。

一、病理生理及临床分期

（一）渗出期

大面积烧伤因体液大量渗出，可致低血容量性休克。伤后 2～3 小时最为急剧，8 小时达高峰，48 小时渐趋恢复，渗出于组织间的水肿液开始回收。

（二）感染期

伤后 3～5 天是感染高峰，此时创面坏死组织溶解及蛋白不断渗出，加上早期休克的打击及皮肤屏障功能的破坏，免疫防御功能低下，极易引起感染。如早期处理不当，感染进行性加重，并向四周或深部组织蔓延，可引起脓毒症或菌血症。

（三）修复期

伤后 5～8 天，组织开始修复，浅度烧伤多能自行愈合；深Ⅱ度烧伤依靠残存上皮在痂皮下融合修复；Ⅲ度烧伤创面较大时，需用皮肤移植等措施修复。

二、伤情判断

（一）烧伤面积的估计

1. 手掌法

适用于小面积或散在烧伤的估算。伤者五指并拢的手掌面积，约占其全身体表面积的 1%。

2. 中国新九分法

主要用于成人，即将全身体表面积分为 11 个 9%，另加 1%，构成 100% 的体表面积。儿童因头部较大而下肢较小，应结合年龄进行计算。具体方法见表 8-3、图 8-5。

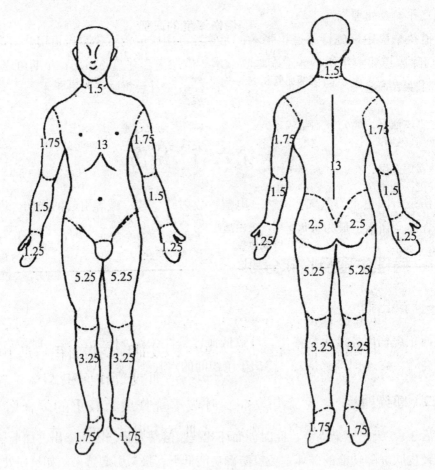

图 8-5　中国新九分法

表 8-3　中国新九分法

部位		占成人体表 %	占儿童体表 %
头颈	发部	3 ⎱	9+（12- 年龄）
	面部	3 ⎬ 9×1	
	颈部	3 ⎰	
双上肢	双上臂	7 ⎱	9×2
	双前臂	6 ⎬ 9×2	
	双手	5 ⎰	
躯干	躯干前	13 ⎱	9×3
	躯干后	13 ⎬ 9×3	
	会阴	1 ⎰	
双下肢	双臀	5* ⎱	9×5+1-（12- 年龄）
	双大腿	21 ⎬ 9×5+1	
	双小腿	13	
	双足	7 ⎰	

* 成年女性的臀部和双足各占 6%

（二）烧伤深度的估计

一般按三度四分法分度，即Ⅰ度、浅Ⅱ度、深Ⅱ度和Ⅲ度烧伤。烧伤深度分度见图 8-6；烧伤深度的识别见表 8-4。

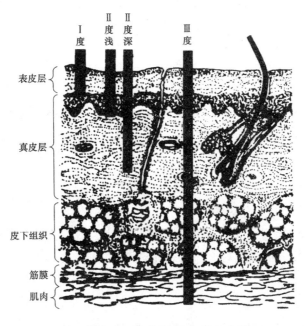

图 8-6　烧伤深度分度示意图

表 8-4 烧伤深度的识别

烧伤深度	深度	病理	创面表现	愈合过程
Ⅰ度	达表皮角质层	局部血管扩张、充血	红、肿、热、痛、感觉过敏、表面干燥	2～3 天后痊愈、无瘢痕
浅Ⅱ度	达真皮浅层，部分生发层健在	血浆渗出，积于表皮与真皮之间	红、肿、热、痛、感觉过敏、表面干燥	1～2 周痊愈，无瘢痕
深Ⅱ度	达真皮深层，有皮肤附件残留	局部组织坏死，皮下层渗出明显	痛觉迟钝，有水泡，基底苍白，间有红色	3～4 周痊愈，有轻度瘢痕
Ⅲ度（焦痂）	达皮肤全层，甚至深达皮下组织、肌肉、骨骼	皮肤坏死，蛋白质凝固，形成焦痂	痛觉消失，无弹性，干燥，无水泡，如皮革状，蜡白、焦黄或炭化	2～4 周焦痂脱落，须植皮才能愈合，可形成瘢痕和瘢痕挛缩

（三）烧伤严重性分度

1. 轻度烧伤

Ⅱ度烧伤面积 10% 以下。

2. 中度烧伤

Ⅱ度烧伤面积在 11%～30%，或Ⅲ度烧伤面积不足 10%。

3. 中度烧伤

烧伤总面积在 31%～50%；或Ⅲ度烧伤面积 11%～20%；或烧伤面积虽不足 31%，但已发生休克等并发症、呼吸道烧伤或有较重的复合伤。

4. 特重烧伤

烧伤总面积 50% 以上，或Ⅲ度伤超过 20%，或已有严重并发症。

三、烧伤并发症

（一）感染

烧伤后皮肤屏障功能破坏，机体免疫防御功能低下，易致细菌感染。严重烧伤时肠黏膜因应激性损害，肠道微生物、内毒素等均可进入血液，导致内源性感染，重者可致脓毒症。

（二）休克

重度烧伤时，体液大量渗出可致低血容量性休克，或因强烈损伤刺激引发神经性休克。如早期处理不当，极易导致多器官功能衰竭。

（三）肺部感染

呼吸道烧伤、肺水肿及脓毒血症等可引起肺部感染，或继发呼吸窘迫综合征，导致急性呼吸衰竭。

（四）急性肾功能衰竭

血容量减少可致肾缺血，加上血红蛋白、肌红蛋白及细菌毒素等对肾的损害，导致急性肾功能衰竭。

（五）应激性溃疡和胃扩张

严重烧伤可导致胃及十二指肠黏膜出现糜烂、溃疡或出血。此外，严重烧伤还可导致心功能损害、脑水肿及肝坏死等。

四、烧伤的救治

（一）治疗原则

1）保护烧伤创面。
2）防治低血容量性休克。
3）预防局部和全身性感染。
4）促使创面早日愈合。
5）防治器官功能衰竭。

（二）现场急救

1. 一般处理
1）脱离致伤源。
2）保护受伤部位，避免再次损伤。
3）减少创面污染。
4）镇静止痛。
5）防治休克。

2. 保持呼吸通畅
如火灾现场有燃烧烟雾、爆炸粉尘等，应注意有无吸入性损伤，必要时给予吸氧、气管切开等处理。

3. 积极处理复合伤
如患者有大出血、窒息、开放性气胸、骨折等，应施行相应的急救处理。

（三）创面处理

1. 创面清理
以灭菌盐水冲洗创面，去除污物，修剪毛发及指（趾）甲，剪除破损水泡表皮，外用烫伤药物。如休克者先抗休克治疗，好转后再作清创。

2. 创面用药

1）小面积Ⅱ度烧伤，水泡完整者，可外涂碘伏等，穿刺抽出水泡液，加压包扎。

2）较大面积的Ⅱ度烧伤，水泡完整，或小面积水泡已破者，剪去水泡皮；外用1%磺胺嘧啶银霜剂、碘伏等。创面给予暴露或包扎。

3）Ⅲ度烧伤创面可先外用碘伏，待去痂处理。

3. 暴露疗法

将创面直接暴露于空气中，促使创面迅速干燥而形成干痂，可减少细菌繁殖，保护创面。适用于创面严重污染的四肢、躯干深度烧伤及头面、会阴等不易包扎的部位。应注意室内床单及毛巾等需经无菌处理；室内保持合适的温度和湿度，空气应予消毒净化处理；创面尽量不要受压或减少受压。创面可使用收敛、制痂及抗菌药物。

4. 包扎疗法

清理创面后，用凡士林纱布外敷，外盖无菌敷料包扎。可隔绝外来污染及保护创面。如无渗液或感染，可5～7天换药；敷料潮湿或有脓液者，1～2天换药1次。适用于小儿及四肢等烧伤。注意关节部位功能位的包扎，手、足趾（趾）宜分开包扎。

5. 湿敷疗法

适用于轻中度烧伤，如使用烧伤油膏外敷等。

6. 焦痂的处理

深Ⅱ度或Ⅲ度烧伤创面多有焦痂形成，易致痂下感染。应在伤后3～5天内使用手术削痂或切痂等方法处理。削痂主要用于深Ⅱ度烧伤，需削去坏死组织，使之形成新鲜创面。切痂主要用于Ⅲ度烧伤，将焦痂和坏死组织一起切除。

7. 植皮

创面处理干净应及时植皮。小面积深度烧伤可行自体皮移植。大面积深度烧伤如自体皮源不足，可用大张异体皮或异种皮打孔加自体皮片嵌入，或用大张异体皮加自体微粒皮移植覆盖创面。还可应用自体表皮、异体真皮皮浆复合皮移植，或自体皮体外培养，增容后再覆盖创面等技术。

8. 感染创面处理

脓性分泌物可选用湿敷、半暴露法或浸浴法等去除。创面换药可每日或隔日一次。创面感染控制后，如肉芽组织良好，应及时植皮，促使创面愈合。

（四）全身治疗

1. 防治休克

（1）补液种类

因烧伤后渗出液体主要是血浆成分，故所补液体中应包括晶体液如平衡盐水或等渗盐水等，还需有胶体液如血浆、全血、右旋糖酐、羟乙基淀粉等。

（2）补液量

常用计算公式是：伤后第一个 24 小时每 1% 烧伤面积（Ⅱ度、Ⅲ度）每公斤体重补胶体和晶体液量共 1.5 mL（小儿 2.0 mL），胶体和晶体的比例为 0.5∶1。

（3）补液方法

伤后 8 小时补入总量的 1/2，另 1/2 于之后 16 小时补入。第二个 24 小时补胶体和晶体的量为第一个 24 小时的一半，水分仍为 2 000 mL。第 3 日起静脉补液可减少或口服补液。

举例：烧伤Ⅱ度面积 60 %，体重 50 kg 的患者，第 1 个 24 小时输入总量为 60×50×1.5+2 000=6 500 mL，其中胶体为 60×50×0.5=1 500 mL，晶体为 60×50×1=3 000 mL，水分为 2 000 mL。伤后 8 小时输入电解质溶液、胶体、水分均为第 1 个 24 小时的一半，共 3 250 mL；以后 16 小时亦输入剩下的 3 250 mL。第 2 个 24 小时输入量为电解质溶液 1 500 mL，胶体液 750 mL，水分 2 000 mL，共 4 250 mL。

2. 防治感染

（1）积极处理创面

对深度烧伤创面进行消痂、切痂及植皮，是防治全身性感染的关键措施。

（2）应用抗菌药物

根据创面分泌物的性状、细菌培养和药敏试验结果，选择有效抗生素。

（3）增强机体免疫能力

如应用免疫球蛋白或输入新鲜血浆，较大面积烧伤应给予注射破伤风抗毒素等。

（4）营养支持

烧伤后能量消耗过大，可经胃肠道或静脉进行营养补充。如静脉输入全血、血浆和白蜜白等，也可进食高蛋白、低脂肪、含纤维素的食物。同时还应注意水、电解质紊乱的纠正。

（五）防止器官功能衰竭

严重烧伤可引起肺部感染、肺不张等多器官损伤，应注意防治，如协助患者排痰、选用抗菌药物、改善通气功能、吸氧等。如出现尿少、血红蛋白尿等，应考虑血容量不足、溶血等，应采取改善肾灌流、利尿、碱化尿液等措施。

第七节　咬蜇伤

自然界能够攻击人类并给人类造成伤害的动物数以万计，动物利用其牙、爪、角、刺等袭击人类，咬、爪、刺、撕造成机体不同程度的咬伤、蜇伤和其他损伤，严重者可使人致残或死亡。因此了解各种动物的致伤特点，采取有针对性的治疗，可降低伤残或死亡。

一、致伤机制

（一）中毒

中毒是咬、蜇伤应关注的问题。常见的是节肢动物中的黄蜂、蝎子、蜈蚣、黑蜘蛛的蜇（刺）伤；爬虫类动物以毒蛇咬伤多见；水中动物如水母、海胆、海星刺伤，也可产生毒液。

（二）机械性损伤

动物利用其牙、爪、钳、角、刺等攻击人类，除造成不同程度的咬、蜇（刺）伤外，严重者尚可有大块软组织撕裂毁损。

（三）继发感染

除受伤后环境污染外，更重要的是动物口腔、唾液、爪甲污垢等的污染。动物口中，尤其是哺乳动物口腔中菌种杂、菌量大；伤口中可带进异物，如泥土、衣服、动物牙齿、毛、爪、尾刺等。常见的是化脓性细菌感染，非芽胞性厌氧菌感染也较多见。在深部刺伤，特别是利牙所致者，可有广泛的肌肉撕裂伤，气性坏疽和破伤风也不少见；此外，可传染疾病如狂犬病、鼠疫、鼠咬热、兔热病、黑热病、黄热病、羌虫病等。

二、急救处理原则

（一）详询受伤史

尽可能了解受伤时间、地点、何种动物所伤。

（二）基本处理原则

如果一时无法识别动物种类，可按下列基本原则处理：

1）如系咬伤，应尽早进行清创，清除一切失活的组织和异物；一常规应用有效抗生素，特别注意厌氧菌感染的防治，常规注射破伤风抗毒素。

2）如系蜇（刺）伤，应仔细检查刺入处有无折断的尾针（异物），应在无菌条件下去除。急救时可用肥皂水或弱碱液中和毒液，因为大多数蜇（刺）伤的毒液为酸性，局部用碘伏消毒后包扎。

3）在未否定疯狗或毒蛇咬伤以前，一律按疯狗或毒蛇咬伤处理。

4）给予镇痛、镇静药。

5）门诊观察或住院进行后续治疗。

三、兽、畜类咬伤

兽、畜类咬伤是一种常见的外伤。在农村多为狗、猪、马、猫、鼠等咬伤，在城市以狗、猫等动物咬伤多见。利齿咬伤伤口深细，周围组织常有不同程度的挫裂损伤，动物口腔内菌种多、菌量大。兽、畜类咬伤伤口污染严重，致病菌有需氧菌和厌氧菌，异物也常被带入伤口，容易继发感染。兽、畜类咬伤后伤口应立即清创，清除异物和一切失活的组织，以生理盐水或稀释的碘伏溶液反复冲洗伤口，再用3%过氧化氢液淋洗，然后用碘伏消毒伤口周围皮肤，伤口应开放引流。必须在伤后12小时内注射破伤风抗毒素1 500U，早期应用抗生素预防感染。

兽、畜类咬伤还可传播一些疾病，如狂犬病、鼠咬热、猫爪病等，以狂犬病最常见。狂犬病是由动物唾液中的狂犬病毒引起，常由受感染的狗、猫、蝙蝠等咬伤所传染，犬咬伤是主要原因。自狂犬咬伤后到发病可有10天到数月的潜伏期，一般为30~60天。判定伤人的动物有无狂犬病毒是决定治疗的关键，密切观察伤人的犬兽，并加以隔离，若动物存活10日以上，可以排除狂犬病。受狂犬、疯猫伤害的患者，应以肥皂水清洗后敞开伤口并接受免疫治疗。被动免疫为20 U/kg的人抗狂犬病免疫球蛋白半剂量创口局部浸润注射，半剂量臀部肌肉注射。采用狂犬病疫苗主动免疫在伤后第1、3、7、14、28日各注射一剂，共5剂。如曾接受过全程主动免疫，则咬伤后不需被动免疫治疗，仅伤后当天与第3天强化主动免疫各一次，狂犬病预后差，死亡率高，应当加强预防。

四、毒蛇咬伤

我国已发现毒蛇有40余种，其中最常见的有10余种。根据所分泌的蛇毒性质，大致可分为神经毒、血液毒和混合毒三种。神经毒对中枢神经和神经肌肉节点有选择性毒性作用，常见于金环蛇、银环蛇咬伤。血液毒对血细胞、血管内皮及组织有破坏作用，可引起出血、溶血、休克、心力衰竭等，常见于竹叶青、五步蛇咬伤。混合毒兼有神经、血液毒素的特点，如蝮蛇、眼镜蛇咬伤。

（一）临床表现

毒蛇咬伤后，一般局部留下一对较深的齿痕，局部伤处疼痛，肿胀迅速蔓延，皮肤出现血疱，瘀斑，甚至局部组织坏死。全身虚弱，口周感觉异常，肌肉震颤，或是发热恶寒，烦躁不安，头晕目眩，言语不清，恶心呕吐，吞咽困难，肢体软瘫，呼吸抑制，最后导致呼吸循环衰竭。部分患者伤后可因广泛的毛细血管渗漏引起的肺水肿，低血压，心律失常，皮肤黏膜及创口出血，血尿、尿少，出现肾功能不全及多脏器功能衰竭。

（二）治疗

治疗的目的是尽快排除毒素，阻止毒素的吸收，减少局部和全身损害。

1. 绑扎伤肢

这是传统的急救方法，在咬伤肢体近侧 5～10 cm 处用止血带或手帕等绑扎，以达到阻断静脉血和淋巴回流为度。每 10～20 分钟松绑一次。

2. 排除毒液

先用肥皂和清水冲洗周围皮肤，再用等渗盐水过氧化氢溶液反复冲洗创口，然后以牙痕为中心或两牙痕之间切开创口，使毒液流出，也可用吸乳器或用嘴吸吮。

3. 利尿排毒

可用呋塞米、依他尿酸钠、甘露醇等注射，亦可选用中草药茅根、车前草等利尿，促使血内蛇毒加速排泄，缓解中毒症状。

4. 抗蛇毒血清

确定毒蛇的类别和毒素的性质，选用抗蛇毒血清，使用前做过敏试验。

5. 中草药治疗

除使用蛇药成药外，还可选用解毒利尿的中草药。

6. 支持疗法

毒蛇咬伤后数日内病情常较严重，全身支持疗法甚为重要。

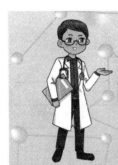

第九章 外科重症检测治疗与复苏

第一节 外科重症监测治疗

一、概述

重症监护治疗病房（ICU）是集中有关专业的知识和技术，先进的监测和治疗设备，对重症病例进行生理功能的监测和积极治疗的专门单位。我国将危重症医学（Critical Care Medicine, CCM）定义为研究危及生命的疾病状态的发生、发展规律及其诊治方法的临床医学学科。ICU 重症病人的生命支持技术水平，直接反映了医院的综合救治能力，体现医院整体医疗实力，是现代化医院的重要标志。危重症医学和 ICU 的发展，符合社会需求、医疗需求和外科发展的需求。

ICU 的设立应根据医院的规模病种、技术力量和设备条件而定。一般认为，规模较小的医院可设综合性 ICU, 500 张床位以上的医院应设有重症医学科。重症医学科的建立，有利于合理集中使用大型仪器和设备，也有利于充分利用人力、物力和财力资源。ICU 的床位数在综合医院般为总床位数的 2%～8%。每个 ICU 管理单元病床数为 8～12 张，床位使用率以 65%～75% 为宜。ICU 护士总数与床位数的比例为（3～4）：1，护士长 1～2 名，负责护理和护士培训工作，并参与行政管理。ICU 强调多专业协同工作，每天要与病人来源专科的医师以及其他相关专业的医师密切协作，提高救治效果。

二、重症监测技术

（一）呼吸功能监测与治疗

1. 呼吸功能监测

主要监测肺通气、肺氧合和呼吸机械功能，以协助判断肺功能的损害程度、治疗效果以及组织器官对氧的输送和利用状况。常用的呼吸功能监测参数见表 9-1。

表 9-1　常用呼吸功能监测参数

参数	正常值	机械通气指征
潮气量（VT, mL/kg）	5～7	—
呼吸频率（RR）	12～20	＞35
无效腔量/潮气量（VD/VT）	0.25～0.40	＞0.60
二氧化碳分压（$PaCO_2$，mmHg）	35～40	＞55
氧分压（PaO_2，mmHg）	80～100	＜70（吸O_2）
血氧饱和度（SaO_2，%）	96～100	—
肺内分流量（Qs/Qr，%）	3～5	＞20
肺活量（VC, mL/kg）	65～75	＜15
最大吸气量（MIF, cmH_2O）	75～100	＜25

注：1 mmHg=0.13 kPa, 1 cmH_2O=0.098 kPa

2. 呼吸治疗

（1）氧疗

吸入不同浓度的氧，使吸入氧浓度（FiO_2）高于大气的氧浓度，从而提高动脉血氧分压（$PaCO_2$），以缓解或纠正机体缺氧状态，是治疗低氧血症的方法之一。氧疗可使 FiO_2 升高，当肺换气功能无障碍时，有利于氧由肺泡向血流方向弥散，升高 $PaCO_2$。轻度通气障碍、肺部感染等，对氧疗较为敏感，疗效较好；当肺泡完全萎陷、水肿或肺泡的血液灌流完全停止，单独氧疗的效果很差，必须治疗病因。

供氧方法：

1）高流量系统：病人所吸入的气体都由该装置供给，气体流速高，FiO_2 稳定并能调节。常用方法有文图里（Venturi）面罩吸氧。

2）低流量系统：所提供的氧流量低于病人吸气总量，在吸氧的同时还吸入一定量的空气。因此 FiO_2 不稳定，也不易控制。常用方法有鼻导管吸氧、面罩吸气、带储气囊面罩吸氧等。

（2）机械通气

治疗呼吸衰竭的有效方法。机械通气的目的：保障通气功能以适应机体需要；改善并维持肺的换气功能；减少呼吸肌做功；特殊治疗需要，如连枷胸的治疗等。机械通气本身也可引起或加重肺损伤，称为呼吸机相关肺损伤（Ventilation-associated Lung Injury, VALI），包括气压伤（barotrauma）、容积伤及生物伤。机械通气常用模式有：

控制机械通气（Controlled Mechanical Ventilation, CMV）：呼吸机按预先设定的参数给病人进行机械通气，病人不能控制任何呼吸参数。该模式仅用于因各种原因引起的无自主呼吸者。

辅助控制通气（Assist-control Ventilation, AC）：呼吸机与病人的自主呼吸同步，给予预设定的潮气量。呼吸机的送气是由病人吸气时产生的负压触发，这一负压触发值是可调的。为防止因病人的呼吸频率过慢产生通气不足，可设置安全备用频率，当病人两次呼吸间歇长于备用频率的间歇时，呼吸机启动控制呼吸。

同步间歇指令通气（Synchronized Intermittent Mandatory Ventilation, SIMV）：一种指令性正压通气和自主呼吸相结合的通气模式，在机械通气期间允许病人自主呼吸。呼吸频率可由病人控制，呼吸机以固定频率正压通气，但每次送气都是在病人吸气力的触发下发生的。

压力支持通气（Pressure Support Ventilation, PSV）：只适用于有自主呼吸者，可减少病人的呼吸做功。病人吸气相一开始，启动呼吸机送气并使气道压力迅速达到预设的压力值，当吸气流速降到一定量时即切换成呼气相。

呼气末正压通气（Positive End-expiratory Pressure Ventilation, PEEP）：机械通气过程中，借助于机械装置使呼气末期的气道压力高于大气压。PEEP 可使肺容量和功能残气量（FRC）增加，防止肺不张；可使萎陷肺泡再膨胀，改善肺顺应性，从而减少肺内分流量，纠正低氧血症。适用于合并小气道早期关闭、肺不张和肺内分流量增加者。

（二）循环系统的监测与治疗

1. 循环功能监测

心电图是危重病人的常规监测项目，监测心电图的目的是了解心率的快慢，便于心律失常类型的诊断及心肌缺血的诊断等。血流动力学监测，尤其是有创伤性监测，可以实时反映病人循环状态，并可根据测定的心排血量和其他参数计算出血流动力学的相关数据（表 9-2），为临床诊断、治疗和预后的评估提供可靠的依据。

表 9-2　血流动力学参数及正常值

参数	正常值
动脉血压（AP）	12.0～18.7/8.0～12.0 kPa（90～140/60～90 mmHg）
中心静脉压（CVP）	0.49～0.98 kPa（5～10 cmH$_2$O）
肺动脉压（PAP）	1.3～2.9 kPa（10～22 mmHg）
肺毛细血管楔压（PCWP）	0.8～2 kPa（6～15 mmHg）
心排血量（CO）	5～6 L/min
心脏指数（CI）	2.8～4.2 L/（min·m^2）
心搏出量（SV）	60～90 mL/beat
心搏指数（SI）	40～60 mL/（beat·m^2）
左心室做功指数（LVSWI）	45～60 g·m/m^2
右心室做功指数（RVSWI）	5～10 g·m/m^2
外周血管总阻力（TRP）	90～150 kPa·s/L
肺血管阻力（PVR）	15～25 kPa·s/L

2. 根据监测结果决定基本治疗原则

连续监测循环功能有利于循环状态的判断和治疗原则的确定。当肺毛细血管楔压（PCWP）低于 1.3 kPa（10 mmHg），表示心脏前负荷降低，有效血容量不足，可参考血细胞比容和血浆渗透压输入晶体液、胶体液或全血。当 PCWP 大于 2.4 kPa（18 mmHg）时，表明心脏前负荷升高，利用利尿药或血管扩张药降低前负荷，可使 PCWP 降低，保护心肌功能，心排血量（CO）增加。当外周血管总阻力（TRP）低于 90 kPa·s/L 时，表示心脏后负荷降低，应先补充血容量，并可辅以适量血管收缩药物治疗。当 TRP 大于 150 kPa·s/L 时，表示心脏后负荷升高，应用血管扩张药可使心搏出量（SV）和 CO 增加，并降低心肌耗氧量。当心肌收缩力降低时，表现为心脏指数（CI）和左心室做功指数（LVSWI）降低，可用正性肌力药物治疗，必要时应用主动脉内球囊反搏辅助。当心肌收缩力增强，心率快，血压升高时，心肌耗氧量增加，可给予钙离子通道阻断药或 β 受体阻滞药治疗。

三、营养支持

营养支持是治疗外科危重病人的一个重要措施，尤其是针对严重创伤、手术或感染的病人。营养支持的目的是有效供给病人能量和营养物质，促进病人对能量的利用。合理的营养支持可减轻蛋白质消耗和营养不良，维持机体重要脏器的结构和功能，从而减少危重病人的并发症和降低病死率。

四、病情评估

在 ICU 对病情和预后进行正确的评估，对治疗十分重要。使用统一标准对 ICU 病人病情进行评估具有以下意义：

1）可正确评估病情的严重程度和预后。

2）合理选用治疗用药和措施，并评估其疗效。

3）为病人转入或转出 ICU 提供客观标准。

4）可根据干预措施的效果来评价医、护的质量。重症病人评分系统给临床提供了量化、客观的指标。

常用病情评分系统有：

1. 急性生理与慢性健康状况评分（Acute Physiology and Chronic Health Evaluation, APACHE）

APACHE 系统是 Knaus 于 1978 年设计的，APACHE II 是根据 12 所医院 ICU 收治的 5 815 例危重病人的资料而设计的。主要由急性生理改变、慢性健康状况以及年龄三个部分组成。包含了 12 项生理指标和格拉斯哥（Glasgow）昏迷评分，加上年龄和既往健康等状况，对病情进行总体评估。积分越高病情越重，预后越差。一般认为，APACHE II 评分大于 8 分者为轻度危险，大于 15 分者为中度危险，大于 20 分者为严重危险。

2. 治疗干预评价系统（Therapeutic Intervention Scoring System, TISS）

由 Cullen 1974 年建立，根据病人所需要采取的监测、治疗护理和诊断性措施进行评分的方法。病情越重所采取的监测、治疗护理及诊断性措施越多，TISS 评分越高。目的是对病人病情严重程度进行分类，并可合理安排医疗护理工作。一般认为，积分为 40 分以上者都属高危病人。TISS 简单易行，但未考虑到病人的年龄和既往健康状况，不同水平的医疗单位所采取的监测和治疗方法也不一致。

3. 多脏器功能障碍评分（Multiple Organ Dysfunction Score, MODS）

Marshall 于 1995 年提出多脏器功能障碍评分，Richard 于 2001 年加以改良。其特点是参数少，评分简单，对病死率和预后预测较准确。但其只反映了 6 个常见器官功能状态，对其他影响预后的因素也没有考虑。

4. 全身性感染相关性器官功能衰竭评分（Sepsis Related Organ Failure Assessment, SOFA）

1994 年由欧洲重症医学会提出此评分系统。强调早期、动态监测；包括 6 个器官，每项 0~4 分，每日记录最差值。研究显示，最高评分和评分动态变化对评价病情更有意义。

第二节　心肺脑复苏

心肺复苏（Cardiopulmonary Resuscitation, CPR）是指针对呼吸和心搏骤停所采取的紧急医疗措施，以人工呼吸替代病人的自主呼吸，以心脏按压形成暂时的人工循环并诱发心脏的自主搏动。但是，心肺复苏的成功不仅是要恢复自主呼吸和心跳，更重要的是恢复中枢神经系统功能。从心搏骤停到细胞坏死的时间以脑细胞最短，因此，维持适当的脑组织灌流是心肺复苏的重点，一开始就应积极防治脑细胞的损伤，力争脑功能的完全恢复。故将"心肺复苏"扩展为"心肺脑复苏"（Cardiopulmonary Cerebral Resuscitation, CPCR）。复苏可分为三个阶段：基本生命支持、高级生命支持和复苏后治疗。

一、基本生命支持

基本生命支持（Basic Life Support, BLS）又称初期复苏或心肺复苏，是心搏骤停后挽救病人生命的基本急救措施。胸外心脏按压和人工呼吸（包括呼吸道的管理）是 BIS 的主要措施。成年病人 BLS 的主要内容包括以下几点。

（一）尽早识别

心搏骤停和启动紧急医疗服务系统（Emergency Medical Services Systems, EMSs）对心搏骤停的早期识别十分重要，但也很困难。一旦犹豫不决，就有可能失去最佳的抢救时间。因此，为了避免在判断过程中花费过多时间，在2010年版的AHA复苏指南中不再强调检查是否有大动脉搏动作为诊断心搏骤停的必要条件，也将"看、听、感"作为判断是否有呼吸存在的方法从传统的复苏指南中删除。对于非专业人员来说，如果发现有人突然神志消失或晕厥，可轻拍其肩部并大声呼叫，如无反应（无回答、无活动），没有呼吸或有不正常呼吸（如喘息），就应立即判断已发生心搏骤停，立即呼叫急救中心，启动EMSs，以争取时间获得专业人员的救助和得到电除颤器。即使是专业救治人员在10 s内还不能判断是否有脉搏，也应该立即开始CPR。如果有两人或两人以上在急救现场，一人立即开始进行胸外心脏按压，另一人打电话启动EMSs。

（二）尽早开始CPR

CPR是复苏的关键，在启动EMSs的同时应立即开始CPR。胸外心脏按压是CPR的重要措施，因为在CPR期间的组织灌注主要依赖心脏按压。因此，2010年版的AHA复苏指南将成人CPR的顺序由A-B-C改为C-A-B，即在现场复苏时，首先进行胸外心脏按压30次，随后再开放呼吸道并进行人工呼吸。实际上，在心搏骤停的最初时段仍有氧存留在病人肺内和血液中，及早开始胸外心脏按压可尽早建立血液循环，将氧带到大脑和心脏。

1. 心脏按压心搏骤停

心脏突然丧失其排血功能而导致周身血液循环停止和组织缺血、缺氧的状态。由心脏的功能状态来看，心搏骤停包括心室颤动（Ventricular Fibrillation, VF）、无脉性室性心动过速（Pulseless Ventricular Tachycardia, PVT）、无脉性心电活动（Pulselesselectric Activity, PEA）和心脏停搏（asystole）。PEA包括心肌电一机械分离（Electro-mechanical Dissociation, EMD）、室性自搏心律、室性逸搏心律等。但不管什么原因引起的心搏骤停，都表现为全身有效血液循环停止，组织细胞立即失去血液灌流，导致缺血缺氧。因此，在BLS阶段的处理程序和方法基本相同。心脏按压亦称心脏按摩，是间接或直接施压于心脏，使心脏维持充盈和搏出功能，并能诱发心脏自律搏动恢复的措施。

（1）胸外心脏按压（external chest compression）

在胸壁外施压对心脏间接按压的方法，称为胸外心脏按压或闭式心脏按压。传统概念认为，胸外心脏按压之所以能使心脏排血，是由于心脏在胸骨和脊柱之间直接受压，使心室内压升高推动血液循环，即心泵机制。研究认为，胸外心脏按压时，腔内压力明显升高并传递到胸内的心脏和血管，再传递到胸腔以外的大血管，驱使血液流动；按压解除时胸腔内压下降，静脉血回流到心脏，称为胸泵机制。但无论其机制如何只要正确操作，即能建立暂时的人工循环，动脉血压可达80～100 mmHg，足以防止脑细胞受到不可逆损害。

施行胸外心脏按压时，病人必须平卧，背部垫一木板或平卧于地板上，术者立于或跪于病人一侧。按压部位在胸骨下1/2处或剑突以上4～5 cm处。将一手掌根部置于按压点，另一手掌根部覆于前掌之上，手指向上方跷起，两臂伸直，凭自身重力通过双臂和双手掌，垂直向胸骨加压。胸外心脏按压应有力而迅速，每次按压后应使胸廓完全恢复原位，否则可导致胸膜腔内压升高，冠状动脉和脑的灌注减少（图9-1）。根据心肺复苏指南，高质量的复苏措施包括：胸外按压频率至少100次／分；按压深度至少为胸部前后径的1／3或至少5 cm，大多数婴儿约为4 cm，儿童约为5 cm；每次按压后胸部充分回弹；维持胸外按压的连续性，尽量避免或减少因人工呼吸或电除颤而使心脏按压中断。在心脏按压过程中，容易发生疲劳而影响心脏按压的频率和深度。因此，如果有两人以上进行心脏按压时，建议每2 min（或5个按压呼吸周期）就交换一次。交换时一人在病人一旁按压，另一人在对侧做替换准备，当对方手掌一离开胸壁，另一方立即取代进行心脏按压。

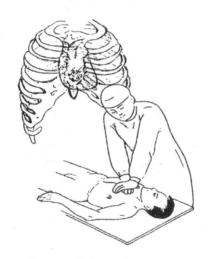

图 9-1　胸外心脏按压方法

心脏按压与人工呼吸比为30∶2，直到人工气道的建立。人工气道建立后可每6～8 s进行一次人工呼吸或8～10次／分，而不中断心脏按压。心脏按压有效时可以触及大动脉的搏动，但只有当心肌，尤其是心肌起搏系统得到足够血液灌注，才可能恢复自主循环。监测呼气末CO_2分压（$P_{ET}CO_2$）用于判断CPR的效果更为可靠，$P_{ET}CO_2$升高表明心排血量增加，肺和组织的灌注改善。动物研究表明，在CPR期间心肌血流量达到15～20 mL／（min·100 g），主动脉舒张压达到40 mmHg，冠状动脉灌注压达到15～25 mmHg时，一般都能恢复自主循环。

（2）开胸心脏按压（open chest compression）

切开胸壁直接挤压心脏者，称开胸心脏按压或胸内心脏按压。胸外心脏按压虽然可使主动脉压升高，但右心房压、右心室压及颅内压也升高，因此冠状动脉的灌注压和血流量并无明显改善，脑灌注压和脑血流量的改善也有限。而开胸心脏按压对中心静脉压和颅内压的影响较小，因而增加心肌和脑组织的灌注压和血流量，有利于自主循环的恢复和脑细胞的保护。但开胸心脏按压对技术条件的要求较高，且难以立即开始，可能会延迟复苏时间。对于胸廓畸形、胸外伤、多发肋骨骨折、心脏压塞等病人，应首选开胸心脏按压。胸外心脏按压效果不佳并超过 10 min 者，只要具备开胸条件，应采用开胸心脏按压，在手术室内应在胸外按压的同时，积极准备开胸心脏按压。

2. 人工呼吸

在 CPR 期间人工呼吸与心脏按压同样重要，尤其是因窒息导致心搏骤停者，如儿童、溺水者，已存在低氧血症。先心脏按压 30 次再进行人工呼吸 2 次。

（1）呼吸道管理

保持呼吸道通畅是进行人工呼吸（artificial respiration）的先决条件。昏迷病人很容易因各种原因而发生呼吸道梗阻，其中最常见原因是舌后坠和呼吸道内的分泌物、呕吐物或其他异物引起呼吸道梗阻。因此，在施行人工呼吸前必须清除呼吸道内的异物。解除因舌后坠引起的呼吸道梗阻，最简单有效的方法是头后仰法（图 9-2）；但对于有颈椎或脊髓损伤者，应采用托下颌法；有条件时可放置口咽或鼻咽通气道、食管堵塞通气道或气管内插管等，以维持呼吸道通畅。

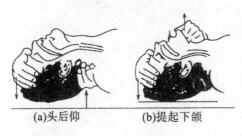

(a)头后仰　　　　　(b)提起下颌

图 9-2　头后仰法

（2）徒手人工呼吸

以口对口（鼻）人工呼吸最适于现场复苏。施行口对口人工呼吸时，应先保持病小呼吸道通畅。操作者一手保持病人头部后仰，并将其鼻孔捏闭，另一手置于病人颈部后方并向上抬起。深吸一口气并对准病人口部用力吹入；每次吹毕即将口移开，此时病人凭胸廓的弹性收缩被动地自行完成呼气。进行人工呼吸时，每次送气时间应长于 1 s，以免气道压过高；潮气量以可见胸廓起伏即可，为 500～600 mL（6～7 mL/kg），尽量避免过度通气；不能因人工呼吸而中断心脏按压。

（3）简易人工呼吸器和机械通气

凡便于携往现场施行人工呼吸的呼吸器，都属简易呼吸器。面罩—呼吸囊人工呼吸器是由面罩、呼吸活瓣和呼吸囊所组成。使用时将面罩扣于病人口鼻部，挤压呼吸囊即可将气体吹入病人肺内。松开呼吸囊时，气体被动呼出，并经活瓣排到大气。人工气道建立后，也可将其与人工气道相连接进行人工呼吸。呼吸囊远端还可与氧气源连接，提高吸入氧浓度。利用机械装置（呼吸机）辅助或取代病人的自主呼吸，称机械通气。进行机械通气必须有人工气道，主要用于医院内、ICU 或手术室等固定医疗场所。

（三）尽早电除颤

电除颤（electric defibrillation）是以一定能量的电流冲击心脏使室颤终止的方法，以直流电除颤法最为广泛应用。目前市售的除颤器多为双相性除颤器，除颤时所需的能量较低（≤200 J），除颤成功率也较高，但无提高出院率的证据。在心搏骤停中心室颤动的发生率最高，在医院外发生心搏骤停者，85% 以上的病人开始都有室性心动过速，很快转为室颤，而电除颤是目前治疗室颤和无脉性室性心动过速的最有效方法。对于室颤者，如果除颤延迟，除颤的成功率明显降低，室颤后 4 min 内、CPR 8 min 内除颤可使其预后明显改善。因此，施行电除颤的速度是复苏成功的关键，尽早启动 EMSs 的目的之一，也是为了尽早得到自动体外除颤器（AED）以便施行电除颤。除颤时将一电极板放在靠近胸骨右缘的第 2 肋间，另一电极板置于左胸壁心尖部。电极下应垫以盐水纱布或导电糊并紧压于胸壁，以免局部烧伤和降低除颤效果。首次胸外除颤电能≤200 J（焦耳），第二次可增至 200～300 J，第三次可增至 360 J。小儿开始的能量一般为 2 J/kg，再次除颤至少为 4 J/kg，最大不超过 10 J/kg。开胸后将电极板直接放在心室壁上进行电击称为胸内除颤，胸内除颤的能量，成人从 10 J 开始，一般不超过 40 J；小儿从 5 J 开始，一般不超过 20 J。除颤后应立即行胸外心脏按压和人工呼吸。室上性或室性心动过速也可行电转复治疗，但所需要的电能较低。治疗成人心房纤颤所需能量为 120～200 J，心房扑动为 50～100 J。治疗儿童室上性心动过速所需能量为 0.5～1 J/kg，最大不超过 2 J/kg。

二、高级生命支持

高级生命支持（Advanced Life Support, ALS）是基本生命支持的延续，是以高质量的复苏技术，复苏器械、设备和药物治疗，争取最佳疗效和预后的复苏阶段，是生命链中重要环节，其内容包括以下几点。

（一）呼吸支持

在 ALS 阶段应利用专业人员的优势和条件，进行高质量的心脏按压和人工呼吸。适时建立人工气道更有利于心脏复苏，最佳选择是气管内插管，不仅可保证 CPR 的通气与供氧、防止发生误吸、避免中断胸外心脏按压，并可监测 $P_{ET}CO_2$，有利于提高 CPR 的质量。通过人工气道进行正压通气时，频率为 8～10 次／分，气道压低于 30 cmH$_2$O，避免过度通气。

（二）恢复和维持自主循环

在 ALS 期间应着力恢复和维持自主循环，为此应强调高质量的 CPR 和对室颤及无脉性室性心动过速者进行早期除颤。对室颤者早期 CPR 和迅速除颤可显著增加病人的成活率和出院率。对于非室颤者，应该采取高质量的复苏技术和药物治疗以迅速恢复并维持自主循环，避免再次发生心搏骤停，并尽快进入复苏后治疗以改善病人的预后。

高质量的 CPR 和复苏的时间程序对于恢复自主循环非常重要。CPR 开始后即要考虑是否进行电除颤，应用 AED 可自动识别是否为室颤或无脉性室性心动过速（VF/PVT）并自动除颤。除颤后立即 CPR 2 min；如果是无脉性心电活动或心脏停搏，则应用肾上腺素，每 3～5 min 可重复给予，同时建立人工气道，监测 $P_{ET}CO_2$；如果仍为 VFlPVT，则再次除颤，并继续 CPR 2 min，同时给予肾上腺素（每 3～5 min 可重复给予），建立人工气道，监测 $P_{ET}CO_2$。再次除颤后仍为 VF/PVT，可继续除颤并继续 CPR 2 min，同时考虑病因治疗。如此反复救治，直到自主循环恢复。病因治疗对于成功复苏十分重要，尤其是对于自主循环难以恢复或难以维持循环稳定者。

（三）CPR 期间的监测

在不影响胸外按压的前提下，CPR 时应建立必要的监测方法和输液途径，以便于对病情的判断和药物治疗。主要监测内容包括以下几点。

1. 心电图

心搏骤停时的心律和复苏过程中出现其他心律失常，只有心电图可以明确诊断，监测心电图可为治疗提供极其重要的依据。

2. 呼气末 CO_2 分压（$P_{ET}CO_2$）

近年来在复苏过程中连续监测 $P_{ET}CO_2$ 用于判断 CPR 的效果。在 CPR 期间，体内 CO_2 的排出主要取决于心排血量和肺组织的灌注量，当心排血量和肺灌注量很低时，$P_{ET}CO_2$ 则很低（<10 mmHg）；当心排血量增加、肺灌注量改善时，$P_{ET}CO_2$ 则升高（>20 mmHg），表明胸外心脏按压已使心排血量明显增加，组织灌注得到改善。当自主循环恢复时．最早的变化是 $P_{ET}CO_2$ 突然升高，可达 40 mmHg 以上。因此，连续监测 $P_{ET}CO_2$ 可以判断胸外心脏按压的效果，能维持 $P_{ET}CO_2$>10 mmHg 表示心肺复苏有效。

3. 冠状动脉灌注压（Coronary Perfusion Pressure, CPP）和动脉血压

CPP 为主动脉舒张压与右心房舒张压之差，对于改善心肌血流灌注和自主循环的恢复十分重要。临床观察表明，在 CPR 期间 CPP 低于 15 mmHg，自主循环是难以恢复的。但在 CPR 期间很难监测 CPP，而动脉舒张压与主动脉舒张压很接近。因此，监测直接动脉压对于评价 CPR 十分必要。如果在胸外按压时，动脉舒张压低于 20 mmHg，是很难恢复自主循环的，应提高 CPR 质量，或同时应用肾上腺素或血管升压素。

4. 中心静脉血氧饱和度（Sc_vO_2）

Sc_vO_2 与混合静脉血氧饱和度（S_vO_2）有很好的相关性，是反映组织氧平衡的重要参数，而且在临床上监测 Sc_vO_2 更具可操作性。Sc_vO_2 的正常值为 70%～80%。在心肺

复苏过程中，如果不能使 Sc_vO_2 达 40%，即使可以间断测到血压，复苏成功率也很低。如果 Sc_vO_2 大于 40%，则有自主循环恢复的可能；如 Sc_vO_2 在 40%～72% 之间，自主循环恢复的概率增大；当 Sc_vO_2 大于 72% 时，自主循环可能已经恢复。

（四）药物治疗

复苏时用药的目的是为了激发心脏恢复自主搏动并增强心肌收缩力，防治心律失常，调整急性酸碱失衡，补充体液和电解质。复苏期间给药途径首选为静脉（IV）或骨内注射（IO），如经中心静脉或肘静脉穿刺给药。建立骨内通路可用骨髓穿刺针在胫骨前、粗隆下 1～3 cm 处垂直刺入胫骨，注射器回抽可见骨髓即穿刺成功。经骨内可以输液、给药，其效果与静脉给药相当。此外，还可以经气管内插管给药，肾上腺素、利多卡因和阿托品可经气管内给药，而碳酸氢钠、氯化钙不能经气管内给药。一般将药物常规用量的 2～2.5 倍量以生理盐水稀释到 10 mL，经气管内插管迅速注入，然后立即行人工呼吸，使药物弥散到两侧支气管。由于心内注射引起的并发症较多，如张力性气胸、心脏压塞、心肌或冠状血管撕裂等，一般不采用。

1. 肾上腺素（epinephrine）

心肺复苏中首选药物，其药理特点：

1）具有 α 与 β 肾上腺能受体兴奋作用，有助于自主心律的恢复。

2）可使舒张压升高，周围血管总阻力增加而不增加冠状动脉和脑血管的阻力，因而改善冠状动脉和脑的灌注压和灌流量。

3）能增强心肌收缩力．可使室颤者由细颤波转为粗颤波，提高电除颤成功率。研究表明，在心脏按压时使用肾上腺素能使冠状动脉和心内膜的血流量明显增加，并可增加脑血流量。如心脏按压未能使心跳恢复，可静脉注入肾上腺素 0.5～1.0 mg，0.01～0.02 mg/kg 静注以促进心跳的恢复，必要时 3～5 min 可重复注射。

2. 血管升压素（vasopressin）

一种抗利尿激素，当用量超过正常用量时，可作用于血管平滑肌的 VI 受体，产生非肾上腺素样的血管收缩作用，使外周血管阻力增加。其半衰期为 10～20 min，比肾上腺素长。早期观察认为，血管升压素用于复苏可增加器官灌注、改善脑供氧。但目前的研究认为，在自主心搏恢复、成活出院及神经功能改善方面，无论是作为一线用药，或结合用药，两者之间都没有区别。鉴于血管升压素在复苏中的效果与肾上腺素未见明显区别，心搏骤停的急救中可以将其代替肾上腺素，一次用量及重复用量为 40 U，静脉或骨内注射。

3. 利多卡因（lidocaine）

可使心肌因缺血或梗死而降低的纤颤阈值得以恢复或提高，并于心室舒张期使心肌对异位电刺激的应激阈值提高。对于除颤后又复发室颤而需反复除颤的病例，利多卡因可使心肌的激惹性降低，或可缓解室颤的复发。

适应证：频发性室性期前收缩、室性二联律、多形性室性期前收缩、室性心动过速，还可预防性用于心肺复苏后和放置心导管时。单次静脉注射开始用量为 $1\sim1.5$ mg/kg，每 $5\sim10$ min 可重复应用。一旦恢复窦性心律即可以 $2\sim4$ mg/min 的速度连续静脉输注。

4. 胺碘酮（amiodarone）

胺碘酮同时具有钠、钾、钙离子通道阻断作用，并有 α 和 β 肾上腺能受体阻滞功能。因此，对治疗房性和室性心律失常都有效。在 CPR 时，如果室颤或无脉性室性心动过速对电除颤、CPR 或血管加压药无效，可考虑应用胺碘酮。无论在临床上还是在动物实验中胺碘酮在治疗室颤或室性心动过速方面都具有一定的优势，但低血压和心动过缓的发生率较高。对于成人胺碘酮的初始用量为 300 mg（或 5 mg/kg）静脉注射，必要时可重复注射 150 mg，每日总量不超过 2 g。

以下几种药物在传统的心肺复苏中都作为常规用药，但在 2010 年 AHA 复苏指南中将它们都列为非常规用药。

1. 阿托品

阿托品对于因迷走神经亢进引起的窦性心动过缓和房室传导障碍有一定的治疗作用。而引起心脏停搏和 PEA 的主要原因是严重心肌缺血，最为有效的治疗方法是通过心脏按压及应用肾上腺素来改善冠状动脉血流灌注和心肌供氧。因此，2010 年 AHA 复苏指南中不推荐在心脏停搏和 PEA 中常规使用阿托品。但对于因严重心动过缓而引起临床症状或体征（如神志消失、心绞痛、低血压等），可用阿托品改善。

2. 氯化钙

钙可以增强心肌收缩力和心室自律性，使心脏的收缩期延长。但是，多个临床研究都发现，钙剂在促进心脏停搏和 PEA 的恢复中几乎没有任何效果。因此，心搏骤停不是应用钙剂的适应证。但有以下并发症时可应用钙剂，包括高钾血症、低钙血症、高镁血症等。一般用量为 10% 氯化钙溶液 $2.5\sim5$ mL，或 $2\sim4$ mg/kg。

3. 碳酸氢钠

在 CPR 期间纠正代谢性酸中毒的最有效方法是提高 CPR 的质量，增加心排血量和组织灌流，尽快恢复自主循环。在复苏期间不主张常规应用碳酸氢钠。因为在心脏按压时心排血量很低，通过人工通气虽然可维持动脉血的 pH 值接近正常，但静脉血和组织中的酸性代谢产物及 CO_2 不能排出，导致 PCO_2 升高和 pH 值降低。如果给予碳酸氢钠，可解离出更多的 CO_2，使 pH 值更低。因 CO_2 的弥散力很强，可自由地透过血脑屏障和细胞膜，而使脑组织和细胞内产生更加严重的酸中毒。对于原已存在严重的代谢性酸中毒、高钾血症、三环类或巴比妥类药物过量，可考虑给予碳酸氢钠溶液，首次用量为 1 mmol/kg，每 10 min 可重复给 0.5 mmol/kg。最好能根据动脉血气分析结果按公式计算给予：

$$NaHCO_3（mmol）= 碱剩余（BE）\times 0.2 \times 体重（kg）$$

三、复苏后治疗

心搏骤停使全身组织器官立即缺血缺氧。心脏缺氧损害是否可逆，决定病人能否存活；中枢神经功能的恢复取决于脑缺氧损伤的程度；而肺、肾和肝功能的损害程度，决定整个复苏和恢复过程是否平顺。进行系统的复苏后治疗不仅可以降低因复苏后循环不稳定引起的早期死亡率，以及因多器官功能障碍和脑损伤引起的晚期死亡率，而且可改善病人的生存质量。因此，一旦自主循环恢复应立即转运到有 ICU 条件的医疗单位进行系统的复苏后治疗。防治缺氧性脑损伤和多器官功能障碍或衰竭是复苏后治疗的主要内容，而前提是要维持呼吸和循环功能的稳定。

（一）呼吸管理

自主循环恢复后，维持良好的呼吸功能对于病人的预后十分重要。通常情况下都已经行气管内插管，应摄 X 线胸片以判断气管内插管的位置，有无肋骨骨折、气胸及肺水肿等。对于自主呼吸已经恢复者，应常规进行吸氧治疗；对于昏迷、自主呼吸尚未恢复，或有通气或氧合功能障碍者，应进行机械通气治疗，维持 SpO_2 为 94%～96%，PaO_2 为 100 mmHg 左右，$P_{ET}CO_2$ 为 35～40 mmHg，$PaCO_2$ 为 40～45 mmHg。在复苏后治疗期间应避免发生低氧血症，避免高气道压和大潮气量的过度通气，以免由此带来的肺损伤、脑缺血和对心功能的不利影响。对于心搏骤停者自主循环恢复后的呼吸管理，目前仍以维持正常通气功能为宜。尽管过度通气可降低 $PaCO_2$ 而有利于降低颅内压，但也可引起脑血管收缩而降低脑的血流灌注，导致进一步的脑损伤。

（二）维持血流动力学稳定

脑损伤程度和血流动力学稳定性是影响心肺复苏后成活的两个决定因素。发生心搏骤停后，即使自主循环恢复，也常出现血流动力学不稳定，应从心脏前负荷、后负荷和心功能三方面进行评估和治疗。因此，自主循环恢复后，应加强生命体征的监测，全面评价病人的循环状态。最好能建立有创性监测，如直接动脉压、CVP 监测等，有条件者可应用食管心脏超声或放置 Swan-Ganz 漂浮导管，以便能实时准确测定血流动力学参数和指导治疗。

一般来说，复苏后都应适当补充体液，结合应用血管活性药物以维持理想的血压、心排血量和组织灌注。一般认为，维持血压在正常或稍高于正常水平为宜，平均动脉压≥65 mmHg，Sc_vO_2≥70% 较为理想，有利于脑内微循环血流的重建。对于顽固性低血压或心律失常者，应考虑病因的治疗，如急性心肌梗死、急性冠脉综合征等。

（三）多器官功能障碍或衰竭的防治

机体某一器官功能衰竭，往往影响其他器官功能的恢复；周缘器官功能的异常也无疑会影响到脑组织的病理性改变。因此，缺氧性脑损伤实际也是复苏后多器官功能障碍的一部分，如不能保持周缘器官功能的完好，亦难以有效防治缺氧性脑损伤。心搏骤停虽只数分钟，复苏后的多器官功能障碍却可持续数小时以致数天，这是组织细胞灌流不足导致缺血缺氧的后果，也称为心搏骤停后综合征（post-cardiac arrest syndrome）。临床表现为代谢性酸中毒、心排血量降低、肝肾功能障碍、急性肺损伤或急性呼吸窘迫综合征等。复苏后应保持呼吸和循环功能的稳定，根据监测结果调整体液平衡，改善组织灌注压和心肌收缩力，使血流动力学处于最佳状态，以改善组织的血流灌注和氧供。

（四）脑复苏

为了防治心搏骤停后缺氧性脑损伤所采取的措施称为脑复苏（cerebral resuscitation）。人脑组织按重量计算虽只占体重的 2%，但脑血流量却占心排血量的 15%～20%，需氧量占全身的 20%～25%，葡萄糖消耗占 65%。可见脑组织的代谢率高，氧耗量大，但能量储备很有限。当大脑完全缺血 5 min 以上者，发现有多发性、局灶性脑组织缺血的形态学改变。当自主循环功能恢复，脑组织再灌注后，脑缺血性改变仍继续发展。脑细胞发生不可逆性损害是在再灌注后，相继发生脑充血、脑水肿及持续低灌流状态，使脑细胞继续缺血缺氧，导致细胞变性和坏死，称为脑再灌注损害。脑细胞从缺血到完全坏死的病理变化过程是非常复杂的。有人观察到，在心跳停止 5 min 后，以正常压力恢复脑的灌流，可见到多灶性"无再灌流现象"，其可能与红细胞凝聚、血管痉挛、有害物质的释放等因素有关。因此，脑复苏的主要任务是防治脑水肿和颅内压升高，以减轻或避免脑组织的再灌注损伤，保护脑细胞功能。

1. 低温治疗

低温治疗是脑复苏综合治疗的重要组成部分。因为低温可使脑细胞的氧需量降低，从而维持脑氧供需平衡，有利于脑细胞功能的恢复。研究表明，体温每降低 1℃可使脑代谢率下降 5%～6%，脑血流量降低约 6.7%，颅内压下降 5.5%。这对于防治复苏后发生的脑水肿和颅内高压十分有利。但是，全身低温也可带来一些不利的应激反应，如寒战、心肌抑制等。我国自 20 世纪 60 年代开始将低温治疗应用于脑复苏。研究表明，浅低温和中低温对心搏骤停复苏后的神经功能恢复是有益的。欧洲的研究结果显示，因室颤引起的心搏骤停自主循环恢复后，施行 32～34℃低温治疗，持续 24 h 的操作，6 个月后病人神经功能恢复良好率和死亡率（55%、41%）均显著优于常温组（39%、55%）。澳洲的研究认为，医院外心搏骤停自主循环恢复后，施行 33℃低温治疗，持续 12 h，神经功能恢复良好率为 48.8%，显著优于常温组（26.5%）。但在对复苏后施行低温的适应证，目标温度降温开始达到目标温度和持续的时间，以及降温方法等，仍有待于进一步研究。

低温对脑和其他器官功能均具有保护作用，对于心搏骤停自主循环恢复后仍然处于昏迷者，即对于口头指令没有反应者，都主张进行低温治疗。但不能认为凡是发生心搏骤停者都必须降温。一般认为，心搏骤停不超过 4 min 者，其神经系统功能可自行迅速恢复，不必低温治疗；循环停止时间过久以致中枢神经系统严重缺氧而呈软瘫状态者，低温治疗亦不能改善其功能。因此，对于心搏骤停时间较久（>4 min），自主循环已恢复仍处于昏迷者，或病人呈现体温快速升高或肌张力高，且经过治疗后循环稳定者，应尽早开始低温治疗。如果心搏骤停时间不能确定者，则应密切观察，若病人神志未恢复并出现体温升高趋势或开始有肌紧张及痉挛表现时，应立即开始降温。2010 年 AHA 复苏指南推荐，对于院外、因室颤发生的心搏骤停，经 CPR 已恢复自主循环但仍处于昏迷的成年病人，应进行浅低温（32～34℃）治疗 12～24 h。一旦开始低温治疗，就应持续到病人神志恢复，尤其是听觉恢复。有的病人 24 h 后即恢复，如果 24 h 仍未恢复者，可持续低温治疗 72 h，但一般都不超过 5 天。

2. 促进脑血流灌注

脑血流量取决于脑灌注压的高低，脑灌注压为平均动脉压与颅内压之差。因此，应适当提高动脉压，降低颅内压和防治脑水肿。有人主张在自主循环恢复后即刻应控制血压稍高于基础水平，并维持 5～10 min，此后通过补充血容量或应用血管活性药物维持血压在正常偏高水平。脱水、低温和肾上腺皮质激素的应用仍是现今常用的防治急性脑水肿和降低颅内压的措施。脱水的目的是减少细胞内液，但临床上往往是先减少血管内液，其次是组织间液，最后才能达到减少细胞内液的目的。因此，在脱水过程中应适当补充胶体液以维持血管内容量和血浆胶体渗透压，使细胞内和组织间质脱水而维持血管内的容量正常。脱水应以增加排出量来完成，而不应过于限制入量。适当的血液稀释（HCT 为 30%～35%）有利于改善脑血流灌注，促进神经功能的恢复。

3. 药物治疗

对缺氧性脑细胞保护措施的研究虽已不少，如钙通道阻滞剂、氧自由基清除剂的应用等，但迄今仍缺乏能有效应用于临床的措施。肾上腺皮质激素在脑复苏中的应用虽在理论上有很多优点，但临床应用仍有争议。实验研究中激素能缓解神经胶质细胞的水肿，临床经验认为激素对于神经组织水肿的预防作用似较明显，但对于已经形成的水肿，其作用则难以肯定。一般主张使用 3～4 天即停药，以免引起并发症。

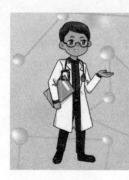

第十章　外科感染

第一节　概论

感染是病原体入侵机体引起的局部或者全身炎症反应，在外科领域中十分常见。外科感染（surgical infection）通常指需要外科处理的感染，包括与创伤、烧伤、手术相关的感染。

外科感染常分为非特异性和特异性感染。非特异性感染又称化脓性感染或一般性感染，常见如疖、痈、丹毒、急性乳腺炎、急性阑尾炎等。常见致病菌包括金黄色葡萄球菌、大肠埃希菌、铜绿假单胞菌、链球菌等。特异性感染如结核、破伤风、气性坏疽、念珠菌病等，因致病菌不同，可有独特的表现。

根据病程长短，外科感染可分为急性、亚急性与慢性感染。病程在3周之内为急性感染，超过2个月为慢性感染，介于两者之间为亚急性感染。感染亦可按照发生条件分类，如条件性（机会性）感染、二重感染（菌群交替）、医院内感染等。

外科感染的发生与病原体的数量与毒力有关，局部或全身免疫力的下降亦是引发感染的条件。近年来，肠道细菌移位与外科感染的关联引起了广泛关注，严重者可导致脓毒症，甚至脓毒性休克（感染性休克）。

外科感染处理的关键在于控制感染源和合理应用抗菌药物。去除感染灶、通畅引流是外科治疗的基本原则，抗菌药物不能取代引流等外科处理。

第二节　浅部组织细菌性感染

一、疖与痈

（一）病因和病理

疖（furuncle）和痈（carbuncle）都是毛囊及其周围组织急性细菌性化脓性炎症，大多为金黄色葡萄球菌感染，偶可因表皮葡萄球菌或其他病菌致病。

疖只累及单个毛囊和周围组织，与局部皮肤不洁、擦伤、毛囊与皮脂腺分泌物排泄不畅或机体抵抗力降低有关。因金黄葡萄球菌多能产生血浆凝固酶，可使感染部位的纤维蛋白原转变为纤维蛋白，从而限制了细菌的扩散，炎症多为局限性且有脓栓形成。

痈是多个相邻毛囊及其周围组织同时发生的急性化脓性炎症，或由多个相邻疖融合而成。炎症常从毛囊底部开始，并向阻力较小的皮下组织蔓延，再沿深筋膜浅层向外周扩散，进入毛囊群而形成多个脓头。痈的炎症范围比疖大，病变累及深层皮下结缔组织，表面皮肤血运障碍甚至坏死；自行破溃常较慢，全身反应较重，甚至发展为脓毒症。

（二）临床表现

疖好发于头面、颈项和背部，初始局部皮肤有红、肿、痛的小硬结（直径 <2 cm 左右）。数日后肿痛范围扩大、小硬结中央组织坏死、软化，出现黄白色的脓栓，触之稍有波动；继而，大多脓栓可自行脱落、破溃，待脓液流尽后炎症逐步消退愈合。有的疖无脓栓称为无头疖，其炎症则需经抗炎处理后消退。不同部位同时发生几处疖，或者在一段时间内反复发生疖，称为疖病，与病人的抗感染能力较低（如有糖尿病）或皮肤不洁等有关。

痈发病以中、老年居多，大部分病人合并有糖尿病。病变好发于皮肤较厚的项部和背部，俗称"对口疔"和"搭背"。初起表现为局部小片皮肤硬肿、热痛，肤色暗红，其中可有数个凸出点或脓点，有畏寒、发热、食欲减退和全身不适，但一般疼痛较轻。随着局部皮肤硬肿范围增大，周围呈现浸润性水肿，引流区域淋巴结肿大，局部疼痛加剧，全身症状加重。继而病变部位脓点增大、增多，中心处可坏死脱落、破溃流脓，使疮口呈蜂窝状。周围皮肤可因组织坏死呈紫褐色，但疮口肉芽增生比较少见，难以自行愈合。延误治疗病变继续扩大加重，出现严重的全身反应。

颌面部疖痈十分危险，位于鼻、上唇及周围"危险三角区"，称为面疖和唇痈，临床症状明显、病情严重。特别是由于处理不当，如被挤碰时，病菌可经内眦静脉、眼静脉进入颅内海绵状静脉窦，引起颅内化脓性海绵状静脉窦炎，出现颜面部进行性肿胀、寒战、高热、头痛、呕吐、昏迷甚至死亡。

（三）诊断与鉴别

本病易于诊断，痈病变范围较疖大，可有数个脓栓，除有红肿疼痛外，全身症状也较重。如有发热等全身反应，应作血常规检查；老龄、疖病和痈的病人还应检查血糖和尿糖、血清白蛋白水平，需抗生素治疗者应做脓液细菌培养及药敏试验。

需鉴别的病变有：皮脂囊肿（俗称粉瘤）感染、痤疮感染等。

（四）预防和治疗

保持皮肤清洁，暑天或在炎热环境中应避免汗渍过多，勤洗澡和及时更换内衣。及时治疗疖病以防感染扩散。婴儿更应注意保护皮肤避免表皮受伤。

1. 局部处理

疖在红肿阶段可选用热敷、超短波、红外线等理疗，也可敷贴中药金黄散、玉露散或鱼石脂软膏。疖顶见脓点或有波动感时，可用碘附点涂脓点，也可用针尖或小刀头将脓栓剔出，但禁忌挤压！出脓后敷以碘附湿纱条或化腐生肌中药膏直至病变消退。痈在初期仅有红肿时，可用50%硫酸镁湿敷或外敷上述中药和理疗，争取病变范围缩小。已出现多个脓点、表面紫褐色或已破溃流脓时，需要及时切开引流。在静脉麻醉下做"+"或"++"形切口切开引流，切口线应达到病变边沿健康组织，深度须达到痈的基底部（深筋膜层），清除已化脓和尚未成脓、但已失活的组织，在脓腔内填塞生理盐水、碘附或凡士林纱条，外加干纱布绷带包扎（图10-1）。术后注意创面渗血，渗出液过多时应及时更换敷料。术后应每天更换敷料一次，注意创面抗感染，待炎症控制后可使用生肌散促使肉芽组织生长，促进创面收缩愈合。较大的创面皮肤难以覆盖者，可在肉芽组织长好后予行植皮以加快修复。

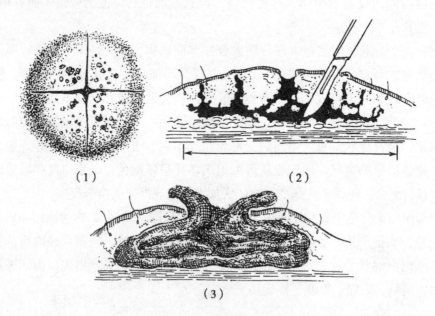

（1）　　　　　　　　　（2）

（3）

图 10-1　痈地切开引流

（1）十字切口；（2）切口长度要超过炎症范围少许，深达筋膜；（3）伤口内填塞纱布条止血

2. 药物治疗

痈和出现发热、头痛、全身不适等症状的疖，特别是面部疖和唇痈，并发急性淋巴结炎、淋巴管炎时，可选用青霉素类或头孢菌素类抗菌药物，应用清热解毒中药方剂。有糖尿病病史者应给予胰岛素或降血糖类药物。

二、急性蜂窝织炎

（一）病因和病理

急性蜂窝织炎（acute cellulitis）是发生在皮下、筋膜下、肌间隙或深部蜂窝组织的急性、弥漫性、化脓性感染。致病菌主要是溶血性链球菌，其次为金黄色葡萄球菌，以及大肠埃希菌或其他型链球菌。由于溶血性链球菌感染后可释放溶血素、链激酶和透明质酸酶等，炎症不易局限，与正常组织分界不清、扩散迅速，在短期内可引起广泛的皮下组织炎症、渗出、水肿，导致全身炎症反应综合征（SIRS）和内毒素血症，但血培养常为阴性。若是金黄色葡萄球菌引起者，则因细菌产生的凝固酶作用而病变较为局限。

（二）临床表现

急性蜂窝织炎通常分表浅和深部。表浅者初起时患处红、肿，热、痛，继之炎症迅速沿皮下向四周扩散，肿胀明显，疼痛剧烈。此时局部皮肤发红、指压后可稍褪色，红肿边缘界限不清楚，可出现不同大小的水疱，病变部位的引流淋巴结常有肿痛。病变加重时，皮肤水疱溃破出水样液，部分肤色变褐。深部的急性蜂窝织炎皮肤病状不明显，常因病变深在而影响诊治，多有寒战、高热、头痛、乏力等全身症状；严重时体温极高或过低，甚至有意识改变等严重中毒表现。

由于细菌种类与毒性、病人状况和感染部位的不同，可有如下几种特殊类型。

1. 产气性皮下蜂窝织炎

致病菌以厌氧菌为主，如肠球菌、兼性大肠埃希菌、变形杆菌、拟杆菌或产气荚膜梭菌。下腹与会阴部比较多见，常在皮肤受损伤且污染较重的情况下发生。病变主要局限于皮下结缔组织，不侵及肌层。初期表现类似一般性蜂窝织炎，但病变进展快且可触感皮下捻发音，破溃后可有臭味，全身状态较快恶化。

2. 新生儿皮下坏疽

亦称新生儿蜂窝织炎，其特点是起病急、发展快，病变不易局限，极易引发皮下组织广泛的坏死。致病菌主要为金黄色葡萄球菌，病变多发生背部与臀部，偶尔在枕部、肩、腿、腰骶和会阴等容易受压处。冬季易发，与皮肤不洁、擦伤、受压、受潮和粪便浸渍有关。初起时皮肤发红，触之稍硬。病变范围扩大时，中心部分变暗变软，皮肤与皮下组织分离，触诊时有皮下浮动感，脓液多时也可出现波动。皮肤坏死时肤色呈灰褐色或黑色，并可破溃。严重时可有高热、拒乳、哭闹不安或昏睡、昏迷等全身感染症状。

3. 口底、颌下蜂窝织炎

小儿多见，感染多起源于口腔或面部。来自口腔感染时，炎症肿胀可迅速波及咽喉，导致喉头水肿、压迫气管而阻碍通气，病情甚为危急。查体颌下皮肤轻度发红、发热，但肿胀明显，伴有高热，呼吸急迫、吞咽困难、不能进食，口底肿胀。源于面部者，红、肿、热、痛，全身反应较重。感染常向颌下或颈深部蔓延，可累及颌下或颈阔肌后的结缔组织，甚至纵隔，引起吞咽和呼吸困难，甚至窒息。

（三）诊断与鉴别诊断

根据病史、体征，白细胞计数增多等表现，诊断多不困难。浆液性或脓性分泌物涂片可检出致病菌，血和脓液的细菌培养与药物敏感试验有助诊断与治疗。

鉴别诊断：

1）新生儿皮下坏疽初期有皮肤质地变硬时，应与硬皮病区别。后者皮肤不发红，体温不增高。

2）小儿颌下蜂窝织炎引起呼吸急促、不能进食时，应与急性咽峡炎区别。后者颌下肿胀稍轻，而口咽内红肿明显。

3）产气性皮下蜂窝织炎应与气性坏疽区别。后者发病前创伤常累及肌肉，病变以产气荚膜梭菌引起的坏死性肌炎为主，伤口常有某种腥味，X线检查肌肉间可见气体影。脓液涂片检查可大致区分病菌形态，细菌培养有助确认致病菌。

（四）预防和治疗

重视皮肤卫生，防治皮肤受伤。婴儿和老年人的抵抗力较弱，要重视生活护理。

1. 抗菌药物

可用青霉素或头孢菌素类抗生素，疑有厌氧菌感染时加用甲硝唑。根据临床治疗效果或细菌培养与药物敏感试验结果调整用药。

2. 局部处理

早期急性蜂窝织炎，可用50%硫酸镁湿敷，或敷贴金黄散、鱼石脂膏等。若形成脓肿应及时切开引流；口底及颌下急性蜂窝织炎则应尽早切开减压，以防喉头水肿、压迫气管；其他各型皮下蜂窝织炎，为缓解皮下炎症扩展和减少皮肤坏死，也可在病变处作多个小的切口减压；产气性皮下蜂窝织炎必须及时隔离，伤口可用3%过氧化氢液冲洗、碘附湿敷等处理。

3. 对症处理

注意改善病人全身状态和维持内环境的稳定，高热时可选用冷敷物理降温，进食困难者输液维持营养和体液平衡，呼吸急促时给予吸氧等辅助通气。

三、丹毒

（一）病因和病理

丹毒（erysipelas）是乙型溶血性链球菌侵袭感染皮肤淋巴管网所致的急性非化脓

性炎症。好发于下肢与面部，大多常先有病变远端皮肤或黏膜的某种病损，如足趾皮肤损伤、足癣、口腔溃疡、鼻窦炎等。发病后淋巴管网分布区域的皮肤出现炎症反应，病变蔓延较快，常累及引流区淋巴结，局部很少有组织坏死或化脓，但全身炎症反应明显，易治愈但常有复发。

（二）临床表现

丹毒起病急，开始即可有畏寒、发热、头痛、全身不适等。病变多见于下肢，表现为片状微隆起的皮肤红疹、色鲜红、中间稍淡、边界清楚，有的可起水疱，局部有烧灼样疼痛。病变范围向外周扩展时，中央红肿消退而转变为棕黄。附近淋巴结常肿大、有触痛，但皮肤和淋巴结少见化脓破溃。病情加重时可出现全身性脓毒症。此外，丹毒经治疗好转后，可因病变复发而导致淋巴管阻塞、淋巴液淤滞，最终形成淋巴水肿、肢体肿胀、局部皮肤粗厚，甚至发展成"象皮肿"。

（三）预防和治疗

注意皮肤清洁，及时处理小创口；在接触丹毒病人或换药前后，应洗手消毒，防止交叉感染；与丹毒相关的足癣、溃疡、鼻窦炎等应积极治疗并避免复发。

治疗时注意卧床休息，抬高患肢。局部可用50%硫酸镁液湿敷。全身应用抗菌药物，如静脉滴注青霉素、头孢菌素类敏感抗生素。

四、浅部急性淋巴管炎和淋巴结炎

（一）病因和病理

是指病菌如乙型溶血性链球菌、金黄色葡萄球菌等，从皮肤、黏膜破损处或其他感染病灶侵入淋巴系统（lymphatics），导致淋巴管与淋巴结的急性炎症，一般属非化脓性感染。皮下淋巴管分深、浅两层，急性淋巴管炎（acute lymphatitis）在浅层可在皮下结缔组织层内沿淋巴管蔓延，表现为丹毒（网状淋巴管炎）与浅层管状淋巴管炎，而深层淋巴管炎病变深在隐匿、体表无变化。浅部的急性淋巴结炎（acute lymphadenitis）好发部位多在颌下、颈部、腋窝、肘内侧、腹股沟或腋窝，感染源于口咽炎症、足癣、皮损，各种皮肤、皮下化脓性感染和引流区域的淋巴管炎。

（二）临床表现

管状淋巴管炎多见于四肢，下肢更常见。浅部病变表皮下可见红色条线，有触痛，扩展时红线向近心端延伸，中医称"红丝疗"。皮下深层的淋巴管炎不出现红线，可有条形触痛带。病情取决于病菌的毒性和感染程度，常与原发感染有密切关系，全身症状与丹毒相似。

急性淋巴结炎轻者局部淋巴结肿大、疼痛，但表面皮肤正常，可清晰扪及肿大且触痛的淋巴结，大多能自行消肿痊愈；炎症加重时肿大淋巴结可粘连成团形成肿块，表面皮肤可发红、发热，疼痛加重；严重者淋巴结炎可因坏死形成局部脓肿而有波动感，或溃破流脓，并有发热、白细胞增高等全身炎症反应。

（三）诊断与鉴别

本病诊断一般不难。深部淋巴管炎需与急性静脉炎鉴别，后者也有皮肤下索条状触痛，沿静脉走行分布，常与外周血管内长期留置导管或输注刺激性药物有关。

（四）预防与治疗

急性淋巴管炎应着重治疗原发感染病灶。发现皮肤有红线条时，可用50%硫酸镁湿敷；如果红线向近侧延长较快，可在皮肤消毒后用较粗针头沿红线分别选取几个点垂直刺入皮下，并局部再湿敷以控制感染。

急性淋巴结炎未形成脓肿时，应积极治疗如疖、痈、急性蜂窝织炎等原发感染，淋巴结炎多可在原发感染控制后得已消退。若已形成脓肿，除应用抗菌药物外，还需切开引流。一般可先试行穿刺吸脓，然后在局部麻醉下切开引流，注意避免损伤邻近神经血管。少数急性淋巴结炎没有得到及时有效治疗可转变为慢性炎症而迁延难愈。

第三节　手部急性化脓性细菌感染

一、病因和病理

手部急性化脓性细菌感染包括甲沟炎（paronychia）、脓性指头炎（felon）、手掌侧化脓性腱鞘炎（suppurative tenosynovitis）、掌深间隙感染和滑囊炎（bursitis）。通常是由微小擦伤、针刺和切伤等手部外伤后细菌感染所致，主要致病菌是金黄色葡萄球菌。严重的手部急性化脓性感染会影响手部功能，甚至致残，因此及时处理手部损伤对于预防感染非常重要。

鉴于手部解剖结构的特殊性，其感染具有如下临床病理特点。

1）手背皮肤薄而松弛，手掌皮肤角化明显、厚而坚韧，因此手掌侧皮下脓肿很难向掌面溃破，而容易通过淋巴管或直接反流到手背侧，引起手背肿胀，极易误诊为手背感染。

2）手的掌面皮下组织在大小鱼际处比较松弛，而掌心的皮下组织甚为致密，并有许多垂直的纤维束将皮肤与掌腱膜紧密相连，把皮下组织分隔成许多坚韧密闭的小腔隙。因此掌心感染化脓后，炎症不易向四周扩散，而往往向深部组织蔓延。炎症可以在化脓前就已经侵入深层组织，导致腱鞘炎、滑囊炎和屈指肌腱鞘、掌部滑囊及掌深间隙感染（图10-2）。

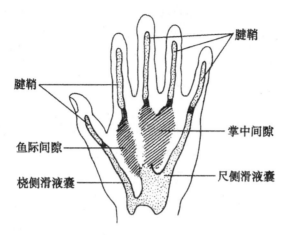

图 10-2　手掌侧的腱鞘、滑液囊和深间隙

3）手部腱鞘、滑囊与筋膜间隙相互沟通，感染可能蔓延全手，甚至累及前臂。

4）手指末节皮肤与指骨骨膜间存在许多纵行纤维束并将皮下组织分隔成致密的小腔隙，发生感染后组织内张力较高，压迫神经末梢而致剧烈疼痛，并可迅速压迫末节手指滋养血管而造成指骨缺血、坏死、骨髓炎。

5）肌腱与腱鞘感染后导致病变部位缩窄或瘢痕，可严重影响手部运动及触觉等功能。

二、甲沟炎和脓性指头炎

（一）病因和病理

甲沟炎是皮肤沿指甲两侧形成的甲沟及其周围组织的化脓性细菌感染，常因微小刺伤、挫伤、逆剥或剪指甲过深等引起。脓性指头炎为手指末节掌面皮下化脓性细菌感染，多因甲沟炎加重或指尖、手指末节皮肤受伤后引起。致病菌多为金黄色葡萄球菌。

（二）临床表现

1. 甲沟炎

甲沟炎常常先发生在　侧甲沟皮下，先为局部红、肿、热、痛，发生化脓后甲沟皮下出现白色脓点，有波动感，但不易破溃，可以蔓延至甲根或另一侧甲沟，形成半环形脓肿；向下蔓延形成甲下脓肿，继续向深层蔓延则会导致指头炎或慢性甲沟炎。感染加重时常有疼痛加剧和发热等症状。

2. 脓性指头炎

初始指头有针刺样疼痛，轻度肿胀，继而指头肿胀加重、剧烈跳痛，可伴有发热、全身不适、白细胞计数增加。感染加重时，可因神经末梢受压麻痹而疼痛缓解；皮肤由红转白，提示局部缺血趋于坏死；末节指骨如发生骨髓炎，则可能皮肤破溃流脓，指骨坏死，创口经久不愈。

（三）预防与治疗

甲沟炎尚未化脓时，局部可给予鱼石脂软膏、金黄散糊等敷贴或超短波、红外线等理疗，并口服敏感抗菌药物。脓肿形成者应行手术，沿甲沟旁纵行切开引流。甲根脓肿则需要分离拨出部分甚至全部指甲，术中需注意避免损伤甲床，以利于指甲再生（图10-3）。不可在病变邻近处采用指神经阻滞麻醉，以免感染扩散。

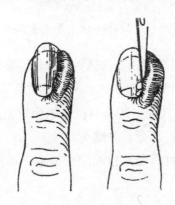

图 10-3　甲沟炎与切开引流

指头炎初发时应悬吊前臂、平放患手，给予敏感抗生素，以金黄散糊剂敷贴患指。如患指剧痛、肿胀明显、伴有全身症状，应及时切开引流，以免发生指骨坏死及骨髓炎。通常采用指神经阻滞麻醉，在末节指侧面作纵切口，远端不超过甲沟1/2，近端不超过指节横纹，分离切断皮下纤维条索，通畅引流；脓腔较大者宜作对口引流，剪去多余脂肪，有死骨片应当除去；避免作鱼口状切口，以免术后瘢痕影响手指功能（图10-4）。

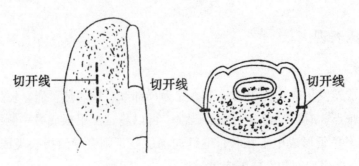

图 10-4　指头炎与切开引线

二、急性化脓性腱鞘炎和化脓性滑囊炎

（一）病因和病理

手的屈指腱鞘炎多为局部刺伤后继发细菌感染，也可由掌部感染蔓延而来，手伸指腱鞘感染少见。致病菌多为金黄色葡萄球菌。拇指和小指的腱鞘分别与桡侧、尺侧滑囊沟通，其腱鞘炎可蔓延到桡侧、尺侧滑囊，有时也可经腕部小孔沟通导致感染蔓延。示指、中指与环指的腱鞘的感染一般局限于各自腱鞘，但可扩散至手深部间隙（图 10-2）。

（二）临床表现

病情进展迅速，24 小时即可出现明显的局部与全身症状，病指疼痛剧烈，伴有发热、头痛等不适，白细胞计数升高等急性炎症表现。

1. 急性化脓性腱鞘炎

病指中、近节均匀肿胀，皮肤极度紧张；患指各个关节轻度弯曲，腱鞘有压痛，被动伸指运动疼痛加剧；如腱鞘感染不及时切开引流减压，可致肌腱缺血坏死；感染可蔓延至手掌深部间隙，甚至经滑囊到腕部和前臂。

2. 化脓性滑囊炎

桡侧和尺侧滑囊感染，分别由拇指和小指的腱鞘炎引起。桡侧滑囊感染时，拇指肿胀微屈、不能外展及伸直，拇指及大鱼际处压痛。尺侧滑囊感染时，小指及环指半屈、被动伸直剧痛，小指及小鱼际处压痛。

（三）预防与治疗

避免手的损伤，并及时处理手外伤，防止继发细菌感染。

早期治疗与脓性指头炎相同，治疗后无好转或局部肿痛明显时，需尽早切开引流减压，防止患指肌腱受压坏死。化脓性腱鞘炎可在肿胀腱鞘之一侧切开引流，也可双侧切开对口引流，注意避免损伤神经和血管。切口应避开手指及手掌的横纹以免损及肌腱影响患指伸屈。桡侧与尺侧滑囊炎分别在大鱼际与小鱼际掌面作小切口引流或对口引流，注意切口近端距离腕横纹不少于 1.5 cm，以免损伤正中神经。术后抬高患手并固定于功能位。

三、掌深间隙急性细菌性感染

（一）病因和病理

掌深间隙急性细菌性感染可由腱鞘炎蔓延或直接刺伤引起。致病菌多为金黄色葡萄球菌。掌深间隙位于手掌屈指肌腱和滑囊深面的疏松组织间隙，外侧为大鱼际，内

侧为小鱼际。掌腱膜与第三掌骨相连的纤维结构将此间隙分为桡侧的鱼际间隙和尺侧的掌中间隙。示指腱鞘炎可蔓延至鱼际间隙感染；中指与环指腱鞘感染可蔓延至掌中间隙（图10-2）。

（二）临床表现

掌深间隙感染均有发热、头痛、脉快、白细胞计数增加等全身症状。还可继发肘内或腋窝淋巴结肿痛。

掌中间隙感染可见掌心隆起，正常凹陷消失，皮肤明显紧张、发白、压痛，手背水肿；中指、环指及小指处于半屈位，被动伸指引起剧痛。鱼际间隙感染时掌深凹陷存在，而鱼际和拇指指蹼肿胀、压痛，示指半屈，拇指外展略屈，活动受限不能对掌。

（三）预防与治疗

掌深间隙感染应大剂量敏感抗生素静脉滴注。局部早期处理与化脓性腱鞘炎相同，如无好转应及早切开引流。掌深间隙感染时纵行切开中指与环指间的指蹼掌面，切口不应超过手掌远侧掌纹，以免损伤掌浅动脉弓（图10-5）。也可以在环指相对位置的掌远侧横纹处作一小横切口，进入掌中间隙。鱼际间隙感染引流的切口可直接作在鱼际最肿胀、波动最明显处，注意避免损伤神经、血管、肌腱。还可以在拇指、示指间指蹼处"虎口"作切口，或于第二掌骨桡侧作纵切口。手掌部脓肿常表现为手背肿胀，切开引流应该在掌面而非在手背进行。

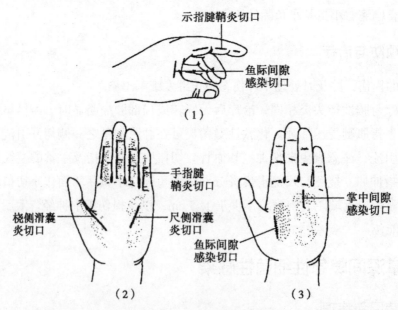

图10-5　手指屈肌腱鞘炎、滑囊炎、掌深间隙感染的手术切口

（1）示指掌侧腱鞘炎与鱼际间隙感染的切开线；（2）手指腱鞘炎与桡、尺侧滑囊炎的切开线；（3）掌深间隙感染的切口

第四节　脓毒症

脓毒症（sepsis）常继发于严重的外科感染，是机体对感染的反应失调而导致危及生命的器官功能障碍。现定义尤为强调"危及生命的器官功能障碍"，既往使用的"重症脓毒症"的概念不复存在。当脓毒症合并出现严重的循环障碍和细胞代谢紊乱时，称为脓毒症休克（septic shock），其死亡风险与单纯脓毒症相比显著升高。临床上常使用菌血症（bacteremia）的概念描述血培养阳性者，应注意与脓毒症的概念相区别。

一、病因

导致脓毒症的原因包括致病菌数量多、毒力强和机体免疫力低下。它常继发予严重创伤后的感染和各种化脓性感染，如大面积烧伤创面感染、开放性骨折合并感染、急性弥漫性腹膜炎、急性梗阻性化脓性胆管炎等。机体免疫力低下者，如糖尿病、尿毒症、长期或大量应用皮质激素或抗癌药的病人，一旦发生化脓性感染，也较易引发脓毒症。另外，需要注意一些潜在的感染途径。

静脉导管感染（catheter-related infection）：静脉留置导管，尤其是中心静脉置管，如果护理不慎或留置时间过长，很容易成为病原菌直接侵入血液的途径。一旦形成感染灶，可不断向机体播散病菌和毒素。

肠源性感染（gut derived infection）：肠道是人体中最大的"储菌所"和"内毒素库"。健康情况下，肠黏膜有严密的屏障功能。但是，在危重病人肠黏膜屏障功能受损或衰竭时，肠内病原菌和内毒素可经肠道移位而导致肠源性感染。

脓毒症的常见致病菌包括：革兰阴性菌，如大肠埃希菌、铜绿假单胞菌、变形杆菌、克雷伯菌、肠杆菌等；革兰阳性菌，如金黄色葡萄球菌、表皮葡萄球菌、肠球菌（粪链球菌、屎肠球菌）、化脓性链球菌等；厌氧菌，如脆弱拟杆菌、梭状杆菌、厌氧葡萄球菌、厌氧链球菌等；真菌，如白色念珠菌、曲霉菌、毛霉菌、新型隐球菌等。

现在，革兰阴性菌引起的脓毒症发病率已明显高于革兰阳性菌，且由于抗生素的不断筛选，出现了一些此前较少见的机会菌，如鲍曼不动杆菌、嗜麦芽窄食单胞菌等。除此之外，条件性感染的真菌也需要特别注意。

二、临床表现

脓毒症常见表现包括：

1）发热，可伴寒战。

2）心率加快、脉搏细速，呼吸急促或困难。

3）神志改变，如淡漠、烦躁、谵妄、昏迷。

4）肝脾可肿大，可出现皮疹。

不同病原菌引发的脓毒症有不同的临床特点。革兰阴性菌所致的脓毒症常继发于腹膜炎、腹腔感染、大面积烧伤感染等，一般比较严重，可出现三低现象（低温、低白细胞、低血压），发生脓毒症休克者也较多。革兰阳性菌所致的脓毒症常继发于严重的痈、蜂窝织炎、骨关节化脓性感染等，多数为金黄色葡萄球菌所致，常伴高热、皮疹和转移性脓肿。厌氧菌常与需氧菌掺杂形成混合感染，其所致的脓毒症常继发于各类脓肿、会阴部感染、口腔颌面部坏死性感染等，感染灶组织坏死明显，有特殊腐臭味。真菌所致的脓毒症常继发于长期使用广谱抗生素或免疫抑制剂，或长期留置静脉导管，可出现结膜瘀斑、视网膜灶性絮样斑等栓塞表现。

三、诊断

通常使用脓毒症相关的序贯器官衰竭评分（SOFA）诊断脓毒症（表 10-1）。但由于 SOFA 计算繁琐且需要血液化验检查，临床上建议使用快速 SOFA（qSOFA）对感染或疑似感染者先进行初步评估。当 qSOFA≥2 分时，应使用 SOFA 进一步评估病人情况。如果感染导致病人 SOFA 比原基线水平高出 2 分以上，表示病人存在器官功能障碍，即可诊断脓毒症。如果脓毒症病人在充分液体复苏后仍需使用血管活性药物维持平均动脉压≥65 mmHg，且伴血清乳酸浓度 >2 mmol/L，即可诊断脓毒症休克（图 10-6）。

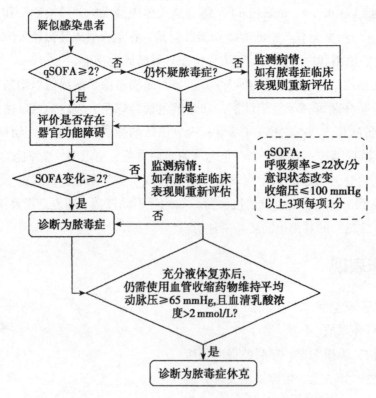

图 10-6　脓毒症与脓毒症休克临床诊断流程图

表 10-1 SOFA 评分表

项目	指标	评分
呼吸系统 PaO$_2$/FiO$_2$[mmHg（kPa）]	＜ 400（53.3）	1
	＜ 300（40.0）	2
	＜ 200（26.7）且需机械通气	3
	＜ 100（13.3）且需机械通气	4
神经系统 Glasgow 昏迷评分	13～14	1
	10～12	2
	6～9	3
	＜ 6	4
心血管系统药物剂量 [μg /（kg · min）]	平均动脉压（MAP）＜ 70 mmHg	1
	多巴酚丁胺（任何剂量）或多巴胺≤ 5	2
	多巴酚丁胺 5～15 或（去甲）肾上腺素≤ 0.1	3
	多巴酚丁胺＞ 15 或（去甲）肾上腺素＞ 0.1	4
凝血系统血小板计数（× 10^9/L）	＜ 150	1
	＜ 100	2
	＜ 50	3
	＜ 20	4
肝脏血清胆红素 [mg/dL（μmol/L）]	1.2～1.9（20～32）	1
	2.0～5.9（33～101）	2
	6.0～11.9（102～204）	3
	＞ 12（204）	4
肾脏肌酐 [mg/dL（μmol/L）] 或尿量（mL/d）	肌酐 1.2～1.9（110～170）	1
	肌酐 2.0～3.4（171～299）	2
	肌酐 3.5～4.9（300～440）或尿量＜ 500	3
	肌酐＞ 5.0（440）或尿量＜ 200	4

致病菌的检出对脓毒症的确诊和治疗具有重要意义。在不显著延迟抗生素使用的前提下，建议在抗生素使用前采集样本。静脉导管留置超过 48 小时者，如果怀疑静脉导管感染，应从导管内采样送检。多次细菌血培养阴性者，应考虑厌氧菌或真菌性脓毒症并进行相关检查。另外，用脓液、穿刺液等做培养，对病原菌的检出也有一定帮助。

四、治疗

根据 2016 版脓毒症与脓毒症休克国际处理指南，脓毒症的治疗可大致分为以下四个阶段。

（一）早期复苏

对确诊为脓毒症或脓毒症休克的病人，应立即进行液体复苏。如果病人有脓毒症诱导的低灌注表现（急性器官功能障碍、低血压或高乳酸）或脓毒症休克，在最初 3 小时内应给予不少于 30 mL/kg 的晶体液。对需要使用血管活性药物的脓毒症休克病人，建议复苏初始目标为平均动脉压 65 mmHg。完成早期液体复苏后，应根据病人血流动力学的检测结果决定进一步的复苏策略。

（二）抗微生物治疗

对确诊为脓毒症或脓毒症休克的病人，应在 1 小时内启动静脉抗生素治疗。对于早期的抗生素治疗，建议经验性地使用一种或几种广谱抗生素，以期覆盖所有可能的病原体（包括潜在的真菌或病毒）；一旦致病菌和药敏结果明确，建议使用针对性的窄谱抗生素进行治疗。抗生素的治疗疗程一般维持 7～10 天，在病人体温正常、白细胞计数正常、病情好转、局部病灶控制后停药。

（三）感染源控制

感染的原发灶应尽早明确，并及时采取相应措施控制感染源，如清除坏死组织和异物、消灭死腔、脓肿引流等；同时，如果存在血流障碍、梗阻等致病因素，也应及时处理。静脉导管感染时，拔除导管应属首要措施。危重病人疑为肠源性感染时，应及时纠正休克，尽快恢复肠黏膜的血流灌注，并通过早期肠道营养促使肠黏膜尽快修复，口服肠道生态制剂以维护肠道正常菌群。

（四）其他辅助治疗

早期复苏成功后，应重新评价病人的血流动力学状态，酌情补液和使用血管活性药物。如果血流动力学仍不稳定，可静脉给予氢化可的松（200 mg/d）。当病人血红蛋白低于 70 g/L 时，给予输血。对于无急性呼吸窘迫综合征（ARDS）的脓毒症病人，建议使用小潮气量（6 mL/kg）辅助通气。对于高血糖者，应给予胰岛素治疗，控制血糖上限低于 10 mmol/L。对于无禁忌证的病人建议使用低分子肝素预防静脉血栓。对于存在消化道出血风险的病人，建议给予质子泵抑制剂预防应激性溃疡。对于能够耐受肠内营养的病人，应尽早启动肠内营养。

🧰 第五节　有芽胞厌氧菌感染

厌氧菌是指一类只能在低氧分压的条件下生长，而不能在空气（18% 氧气）或 10% 二氧化碳浓度下的固体培养基表面生长的细菌。根据产生芽胞与否可将厌氧菌分类分为两大类：

1）有芽胞厌氧菌，包括破伤风梭菌、产气荚膜杆梭菌、肉毒梭菌和艰难梭菌等。

2）无芽胞厌氧菌，包括革兰阳性或革兰阴性的杆菌和球菌，如脆弱类杆菌、韦荣菌属、消化链球菌属等。本节着重讲解有芽胞厌氧菌中的破伤风梭菌和产气荚膜杆梭菌引起的感染。

一、破伤风

（一）病因

破伤风（tetanus）是常和创伤相关联的一种特异性感染。除了可能发生在各种创伤后，还可能发生于不洁条件下分娩的产妇和新生儿。病菌是破伤风梭菌，为专性厌氧，革兰染色阳性；平时存在于人畜的肠道，随粪便排出体外，以芽胞状态分布于自然界，尤以土壤中为常见。此菌对环境适应性很强，能耐煮沸。创伤伤口的破伤风梭菌污染率很高，战场中污染率可达25%～80%，但破伤风发病率只占污染者的10%～20%，提示发病必须具有其他因素，主要因素就是缺氧环境。如果伤口深，且外口较小，伤口内有坏死组织、血块充塞，或填塞过紧、局部缺血等；或者同时存在需氧菌感染，消耗了伤口内残留的氧气，就形成了一个适合该菌生长繁殖的缺氧环境。

（二）病理生理

在缺氧环境中，破伤风梭菌的芽胞发育为增殖体，迅速繁殖并产生大量外毒素，主要是痉挛毒素。菌体及其外毒素，在局部并不引起明显的病理改变，伤口甚至无明显急性炎症或可能愈合。但痉挛毒素吸收至脊髓、脑干等处，与联络神经细胞的突触相结合，抑制突触释放抑制性传递介质。运动神经元因失去中枢抑制而兴奋性增强，致使随意肌紧张与痉挛。破伤风毒素还可阻断脊髓对交感神经的抑制，致使交感神经过度兴奋，引起血压升高、心率增快、体温升高、自汗等。

（三）临床表现

破伤风潜伏期一般为7～8天，可短至24小时或长达数月、数年。潜伏期越短者，预后越差。约90%的病人在受伤后2周内发病，偶见在摘除体内存留多年的异物后出现破伤风症状。前驱症状是全身乏力、头晕、头痛、咀嚼无力、局部肌肉发紧、扯痛、反射亢进等。典型症状是在肌紧张性收缩（肌强直、发硬）的基础上，阵发性强烈痉挛，通常最先受影响的肌群是咀嚼肌，随后顺序为面部表情肌、颈、背、腹、四肢肌，最后为膈肌。相应出现的征象为：张口困难（牙关紧闭）、蹙眉、口角下缩、咧嘴"苦笑"、颈部强直、头后仰；当背、腹肌同时收缩，因背部肌群较为有力，躯干因而扭曲成弓、结合颈、四肢的屈膝、弯肘、半握拳等痉挛姿态，形成"角弓反张"或"侧弓反张";膈肌受影响后,发作时面唇青紫,通气困难,可出现呼吸暂停。上述发作可因轻微的刺激,如光、声、接触、饮水等而诱发。间隙期长短不一,发作频繁者,常示病情严重。发作时神志清楚,表情痛苦,每次发作时间由数秒至数分钟不等。强烈的肌痉挛,可使肌断裂,甚至发生骨折。膀胱括约肌痉挛可引起尿潴留。持续的呼吸肌和膈肌痉挛,可造成呼吸骤停。病人死亡原因多为窒息、心力衰竭或肺部并发症。

病程一般为3~4周,如积极治疗、不发生特殊并发症,发作的程度可逐步减轻,缓解期平均约1周。但肌紧张与反射亢进可继续一段时间;恢复期间还可出现一些精神症状,如幻觉,言语、行动错乱等,但多能自行恢复。

少数病人仅表现为受伤部位肌持续性强直,可持续数周或数月,预后较好。新生儿患此病时,因肌肉纤弱而症状不典型,表现为不能啼哭和吸乳,少活动,呼吸弱或困难。

(四)诊断和鉴别诊断

实验室检查很难诊断破伤风,因脑脊液检查可以正常,伤口厌氧菌培养也难发现该菌。但破伤风的症状比较典型,诊断主要根据临床表现。凡有外伤史,不论伤口大小,深浅,如果伤后出现肌紧张、扯痛,张口困难、颈部发硬、反射亢进等,均应考虑此病的可能性。需要与下列疾病区分:

1)化脓性脑膜炎:虽有"角弓反张"状和颈项强直等症状,但无阵发性痉挛;有剧烈头痛、高热、喷射性呕吐、神志有时不清;脑脊液检查有压力增高、白细胞计数增多等。

2)狂犬病:有被疯狗、猫咬伤史,以吞咽肌抽搐为主。喝水不能下咽,并流大量口涎,病人听见水声或看见水,咽肌立即发生痉挛。

3)其他:如颞下颌关节炎、子痫、癔症等。

(五)预防

破伤风是可以预防的。破伤风梭菌是厌氧菌,其生长繁殖必须有缺氧的环境。因此,创伤后早期彻底清创,改善局部循环,是预防破伤风发生的重要措施。

通过人工免疫,产生较稳定的免疫力是另一重要的预防措施。主动免疫采用破伤风类毒素抗原注射,使人体产生抗体以达到免疫目的。在我国现行的计划免疫疫苗接种中已经包括了破伤风免疫注射。

被动免疫法对伤前未接受自动免疫的伤员,尽早皮下注射破伤风抗毒素(TAT)1 500~3 000 IU。破伤风的发病有潜伏期,尽早注射有预防作用,但其作用短暂,有效期为10日左右。因此,对深部创伤可能感染厌氧菌的病人,可在1周后追加注射一次量。抗毒素易发生过敏反应,注射前必须进行皮内敏感试验。如过敏,应按脱敏法注射。目前最佳的被动免疫是肌内注射250~500 IU人体破伤风免疫球蛋白(TIG)。

人体破伤风免疫球蛋白是自人体血浆免疫球蛋白中提纯或用基因重组技术制备的，一次注射后在人体可存留 4~5 周，免疫效能 10 倍于破伤风抗毒素。

（六）治疗

破伤风是一种极为严重的疾病，死亡率高，尤其是新生儿和吸毒者，为此要采取积极的综合治疗措施，包括清除毒素来源，中和游离毒素，控制和解除痉挛，保持呼吸道通畅和防治并发症等。

1. 伤口处理

凡能找到伤口，伤口内存留坏死组织、引流不畅者，应在抗毒血清治疗后，在麻醉并控制痉挛下进行清创，并用 3% 过氧化氢溶液冲洗，置放引流物充分引流。有的伤口看上去已愈合，而痂下可能存在窦道或死腔，应仔细检查。

2. 抗毒素的应用

常用破伤风抗毒素（TAT），目的是中和游离的毒素，所以只在早期应用有效，若毒素已与神经组织结合，则难收效。一般用量是 10 000~60 000 IU，分别由肌内注射与静脉滴入。静脉滴入应稀释于 5% 葡萄糖溶液中，缓慢滴入。用药前应作皮内过敏试验。连续应用或加大剂量并无意义，且易致过敏反应和血清病。破伤风人体免疫球蛋白（TIG），剂量为 3 000~6 000 IU，一般只需一次肌内注射。

要注意的是，破伤风的发病不能确保对本病形成终生免疫，在确诊破伤风 1 个月后，应给予 0.5 ml 破伤风类毒素，并完成基础免疫注射。

3. 抗生素治疗

首选青霉素，剂量为 80 万~100 万 U，肌内注射，每 4~6 小时 1 次，或大剂量静脉滴注，剂量为 200 万~1 000 万 U，每日分 2~4 次给药，可抑制破伤风梭菌。也可给甲硝唑 2.5 g/d，分次口服或静脉滴注，持续 7~10 天。如伤口有混合感染，则相应选用抗菌药物。

4. 支持对症治疗

病人入院后，应住隔离病室，避免光、声等刺激；避免打扰病人。据情可交替使用镇静、解痉药物，以减少病人的痉挛和痛苦。可供选用的药物有：10% 水合氯醛，保留灌肠量每次 20~40 mL，苯巴比妥钠肌内注射，每次 0.1~0.2 g，地西泮 10~20 mg 肌内注射或静脉滴注，一般每日一次。病情较重者，可用冬眠 1 号合剂（由氯丙嗪、异丙嗪各 50 mg，哌替啶 100 mg 及 5% 葡萄糖 250 mL 配成）静脉缓慢滴入，但低血容量时忌用。对于重症病人可以使用咪达唑仑和丙泊酚，两药联用可收到更好的镇静效果。痉挛发作频繁不易控制者，可用 2.5% 硫喷妥钠缓慢静注，每次 0.25~0.5 g，但要警惕发生喉头痉挛和呼吸抑制，用于已作气管切开者比较安全。但新生儿破伤风要慎用镇静解痉药物，可酌情用洛贝林、尼可刹米等。由于病人不断阵发痉挛，出大汗等，故每日消耗热量和水分较多。因此要十分注意营养（高热量、高蛋白、高维生素）补充和

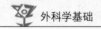

水与电解质平衡的调整。必要时可采用鼻胃管管饲，甚至采用中心静脉肠外营养。

5.并发症的防治

主要并发症有窒息、肺不张、肺部感染等，重症病人应尽早进行气管切开，以便改善通气，清除呼吸道分泌物；必要时可进行人工辅助呼吸，还可利用高压氧舱辅助治疗。气管切开病人应注意做好呼吸道管理，包括气道雾化、湿化、冲洗等。要定时翻身、拍背，以利排痰，并预防压疮。严格无菌技术，防止交叉感染。已并发肺部感染者，根据菌种选用抗生素。应安排专人护理，防止意外，如防止咬伤舌，或发作时掉下床造成摔伤（骨折等）。

二、气性坏疽

（一）病因

气性坏疽（gas gangrene）是厌氧菌感染的一种，即梭状芽孢杆菌所致的肌坏死或肌炎。此类感染因其发展急剧，预后差。已知的梭状芽孢杆菌有多种，引起本病主要的有产气荚膜梭菌、水肿杆菌、腐败杆菌、溶组织杆菌等。感染发生时，往往不是单一细菌，而是几种细菌的混合。各种细菌又有其生物学的特性，根据细菌组合的主次，临床表现有所差别，有的以产气显著，有的以水肿为主。这类细菌在人畜粪便与周围环境中（特别是泥土中）广泛存在。故伤后污染此菌的机会很多，但发生感染者不多。因为这类细菌在人体内生长繁殖需具备缺氧环境。如开放性骨折伴有血管损伤，挤压伤伴有深部肌肉损伤、上止血带时间过长或石膏包扎过紧，邻近肛周、会阴部位的严重创伤，继发此类感染的概率较高。

（二）病理生理

这类细菌可产生多种有害于人体的外毒素与酶。有的酶是通过脱氮、脱氨、发酵的作用而产生大量不溶性气体如硫化氢、氮等，积聚在组织间；有的酶能溶组织蛋白，使组织细胞坏死、渗出，产生严重水肿。由于气、水夹杂，急剧膨胀，局部张力迅速增加，皮肤表面可变得如"木板样"硬。筋膜下张力急剧增加，从而压迫微血管，进一步加重组织的缺血、缺氧与失活，更有利于细菌繁殖生长，形成恶性循环。这类细菌还可产生卵磷脂酶、透明质酸酶等，使细菌易于穿透组织间隙，快速扩散。病变一旦开始，可沿肌束或肌群向上下扩展，肌肉转为砖红色，外观如熟肉，失去弹性。如侵犯皮下组织，气肿、水肿与组织坏死可迅速沿筋膜扩散。活体组织检查可发现肌纤维间有大量气泡和大量革兰阳性粗短杆菌。

（三）临床表现

通常在伤后1~4日发病，最快者可在伤后8~10小时，最迟为5~6日。临床特点是病情急剧恶化，烦躁不安，夹有恐惧或欣快感；皮肤、口唇变白，大量出汗、脉搏快速、体温逐步上升。随着病情的发展，可发生溶血性贫血、黄疸、血红蛋白尿、酸中毒，全身情况可在 12～24 小时内迅速恶化。

病人常诉伤肢沉重或疼痛，持续加重，有如胀裂，程度常超过创伤伤口所能引起者，止痛剂不能奏效；局部肿胀与创伤所能引起的程度不成比例，并迅速向上下蔓延，每小时都可见到加重。伤口中有大量浆液性或浆液血性渗出物，可渗湿厚层敷料，当移除敷料时有时可见气泡从伤口中冒出。皮下如有积气，可触及捻发音。由于局部张力，皮肤受压而发白，浅部静脉回流发生障碍，故皮肤表面可出现如大理石样斑纹。因组织分解、液化、腐败和大量产气（硫化氢等），伤口可有恶臭。局部探查时，如属筋膜上型，可发现皮下脂肪变性、肿胀；如为筋膜下型，筋膜张力增高，肌肉切面不出血。渗出物涂片染色可发现革兰阳性粗大杆菌。X 线照片检查常显示软组织间有积气。

因病情发展急剧，重在早期诊断。早期诊断的重要依据是局部表现。伤口内分泌物涂片检查有革兰阳性染色粗大杆菌和 X 线检查显示伤处软组织间积气，有助于确诊。诊断时应予鉴别者：

1）组织间积气并不限于梭状芽孢杆菌的感染。某些脏器如食管、气管因手术、损伤或病变导致破裂溢气，体检也可出现皮下气肿，捻发音等，但不同之处是不伴有全身中毒症状；局部的水肿、疼痛、皮肤改变均不明显，而且随着时间的推移，气体常逐渐吸收。

2）一些兼性需氧菌感染如大肠埃希菌、克雷白杆菌的感染也可产生一定的气体，但主要是 CO_2，属可溶性气体，不易在组织间大量积聚，而且无特殊臭味。

3）厌氧性链球菌也可产气，但其所造成的损害是链球菌蜂窝织炎、链球菌肌炎等，全身中毒症状较轻，发展较缓。处理及时，切开减张、充分引流，加用抗生素等治疗，预后较好。

（四）预防

对容易发生此类感染的创伤应特别注意。如开放性骨折合并大腿、臀部广泛肌肉损伤或挤压伤者、有重要血管损伤或继发血管栓塞者；用止血带时间过长、石膏包扎太紧者。预防的关键是尽早彻底清创，包括清除失活、缺血的组织、去除异物特别是非金属性异物；对深而不规则的伤口要充分敞开引流，避免死腔存在；筋膜下张力增加者，应早期切开筋膜减张等。对疑有气性坏疽的伤口，可用 3% 过氧化氢或 1:1 000 高锰酸钾等溶液冲洗、湿敷。挫伤、挤压伤的软组织在早期较难判定其活力，24～36 小时后界限才趋明显，这段时间内要密切观察。对腹腔穿透性损伤，特别是结肠、直肠、会阴部创伤，也应警惕此类感染的发生。上述病人均应早期使用大剂量的青霉素和甲硝唑。

（五）治疗

一经诊断，需立即开始积极治疗。越早越好，可以挽救病人的生命，减少组织的坏死或截肢率。主要措施如下。

1.急诊清创

深部病变往往超过表面显示的范围，故病变区应做广泛、多处切开，包括伤口周围水肿或皮下气肿区，术中应充分显露探查，彻底清除变色、不收缩、不出血的肌肉。因细菌扩散的范围常超过肉眼病变的范围，所以应整块切除肌肉，包括肌肉的起止点。如感染限于某一筋膜腔，应切除该筋膜腔的肌群。如整个肢体已广泛感染，应果断进行截肢以挽救生命。如感染已部分超过关节截肢平面，其上的筋膜腔应充分敞开，术后用氧化剂冲洗、湿敷，经常更换敷料，必要时还要再次清创。

2.应用抗生素

对这类感染，首选青霉素，常见产气荚膜梭菌中对青霉素大多敏感，但剂量需大，每天应在 1 000 万 U 以上。大环内酯类（如琥乙红霉素、麦迪霉素等）和硝唑类（如甲硝唑、替硝唑）也有一定疗效。氨基糖苷类抗生素（如卡那霉素、庆大霉素等）对此类细菌已证实无效。

3.高压氧治疗

提高组织间的含氧量，造成不适合厌氧菌生长繁殖的环境，可提高治愈率，减轻伤残率。

4.全身支持治疗

包括输血、纠正水与电解质失调、营养支持与对症处理等。

第六节 外科应用抗菌药的原则

抗菌药物在预防、控制与治疗外科感染中发挥重要作用。目前临床常用的抗菌药物达数百种，由于应用广泛，滥用的现象时有发生。不合理地使用抗菌药物不仅会引起毒副作用和过敏反应，还会增加病原菌的耐药性，导致二重感染。因此，合理地应用抗菌药物至关重要。

一、抗菌药物合理应用的基本原则

（一）尽早确认致病菌

对明确或怀疑外科感染者，应尽早查明致病菌并进行药敏试验，有针对性地选用抗菌药物。危重病人在未获知致病菌及药敏结果前，应在临床诊断的基础上预测最有可能的致病菌种，并结合当地细菌耐药情况，选择适当的药物进行治疗；获知致病菌与药敏试验结果后，应结合之前的治疗效果对用药方案做出调整。

（二）选择最佳的抗菌药物

各种抗菌药物均有特定的抗菌谱与适应证，不同的致病菌对药物的敏感性也不同，要根据临床诊断、细菌学检查、药物的效应及药代动力学特点（吸收、分布、代谢和排泄过程），选择疗效高、毒性小、应用方便、价廉易得的药物。

（三）制定合理的用药方案

制定用药方案时应考虑以下因素。

1. 给药途径

感染局限或较轻、可接受口服给药者，应选用口服吸收完全的抗菌药物。重症感染者，应给予静脉给药，以确保药效。

2. 给药剂量

按各种抗菌药物的治疗剂量范围给药。氨基糖苷类、喹诺酮类等剂量依赖型抗菌药，其杀菌效应与药物浓度相关，给药剂量宜偏向高限。β-内酰胺类、大环内酯类等时间依赖型抗菌药，只要血药浓度超过最低抑菌浓度（MIC）即可发挥杀菌效应，因此给药剂量宜偏向低限，维持血药浓度大于 MIC 水平即可。

3. 给药次数

根据药代动力学和药效学的原则确定给药次数。半衰期短者，如青霉素、头孢菌素类、克林霉素等，应一日给药多次；喹诺酮类、氨基糖苷类等可一日给药一次。

4. 疗程

多数外科感染经有效抗生素治疗 5～7 天即可控制。脓毒症抗生素的治疗疗程一般维持 7～10 天。抗菌药物一般在病人体温正常、白细胞计数正常、病情好转、局部病灶控制后停药。骨髓炎、感染性心内膜炎、植入物感染等常需 6～12 周的疗程，过早停药可使感染不易控制。

5. 联合用药

联合用药的指征有：

1）病因未明的严重感染，包括免疫缺陷者的严重感染。

2）单一抗菌药物不能控制的混合感染或严重感染，如腹膜炎、盆腔炎、感染性心内膜炎、脓毒症等。

3）需长时间用药，病原菌易产生耐药性的感染，如结核病、尿路感染等。

4）减少个别药物剂量，降低毒性反应，如两性霉素 B 与氟胞嘧啶联用治疗深部真菌病。

二、围术期预防用药的原则

目的在于预防和减少手术相关的外科感染，包括术后切口感染、手术深部或腔隙的感染，和可能发生的全身感染。预防使用抗生素的指征主要是清洁-污染手术和污染手术，在一些特殊情况下，清洁手术也需要预防使用抗生素，具体介绍如下。

（一）清洁手术

手术野无污染，通常不需预防用抗菌药物，仅在下列情况中考虑预防用药：

1）手术范围大、时间长、污染机会增加。

2）手术涉及重要脏器，一旦发生污染将造成严重后果者，如头颅手术、心脏手术、眼内手术等。

3）异物植入手术。

4）病人为高龄或免疫缺陷者等高危人群。

（二）清洁-污染手术

指呼吸道、消化道、泌尿道和女性生殖道手术，或经以上器官的手术，由于手术部位存在大量人体寄生菌群，手术时可能污染手术野造成感染，因此需预防应用抗生素。

（三）污染手术

污染手术指由于胃肠道、尿路、胆道体液大量溢出或开放性创伤等已造成手术野严重污染的手术，需预防应用抗生素。

三、抗菌药物在特殊人群中的应用

病人的病理、生理及免疫状况可影响药物的作用，即使是同一种抗菌药物，在不同的病人体内吸收、分布、代谢与排泄过程也会有差异，用药时应予重视。特别是对特殊人群，用药需遵循个体化原则。

（一）肾功能减退者

根据感染的严重程度、病原菌种类及药敏试验结果等，选用低肾毒性或无肾毒性的抗菌药物；必须使用肾毒性抗菌药物时，应调整给药剂量和方法。

（二）肝功能减退者

1）主要经肝脏清除的药物：肝功能减退可导致药物清除明显减少，若无明显毒性反应，仍可正常使用，但治疗过程中需严密监测肝功能，必要时减量，若发生毒性反应，应避免使用此类药物。

2）经肝、肾两途径清除的药物：严重肝病时应减量应用。

3）主要经肾脏清除的药物：无须调整用药剂量。

（三）老年病人

老年病人肾功能呈生理性减退，因此给药时应按轻度肾功能减退情况减量，即使用正常治疗量的 1/2～2/3；宜选用毒性低、杀菌作用强的药物，若必须使用高毒性药物，应同时行血药浓度监测，并及时调整剂量。

（四）新生儿病人

新生儿感染应避免使用毒性大的抗菌药物，若确有应用指征，必须同时行血药浓度监测，并及时调整剂量；避免使用可能发生严重不良反应的抗菌药物；主要经肾脏代谢的药物需减量应用；给药方案应按新生儿日龄进行调整。

（五）小儿病人

尽量避免使用有耳、肾毒性的抗生素，如氨基糖苷类和万古霉素，若确有应用指征，需在使用过程中严密观察不良反应；四环素类抗生素可致牙齿黄染及牙釉质发育不良，不可用于 8 岁以下小儿；喹诺酮类抗生素对骨骼发育可能产生不良影响，应避免用于 18 岁以下未成年人。

（六）妊娠期病人

对胎儿有致畸或明显毒性作用的药物，如四环素类、喹诺酮类，应避免使用。对母体和胎儿均有毒性的药物，如氨基糖苷类和万古霉素，应避免使用；确有应用指征时，需行血药浓度监测。对母体和胎儿均无明显影响，且无致畸作用的药物，如 β-内酰胺类，适宜在妊娠期使用。

（七）哺乳期病人

哺乳期病人使用抗菌药物，药物均可自乳汁分泌，不论乳汁中药物浓度如何，均可对乳儿产生潜在影响，因此，哺乳期使用任何抗菌药物均应暂停哺乳。

总之，合理地选择抗菌药物，既要依据致病菌的种类和药敏结果，同时还要考虑病人生理病理的具体状况。

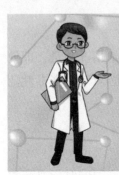

第十一章 外科微创手术

第一节 概述

手术是治疗外科疾病的重要方法，而同时又会对机体的局部或全身造成不同程度的损伤或破坏，甚至发生严重并发症而导致死亡。因此，要降低或减少手术操作对机体造成的损伤与不良后果，微创一直是外科医生所努力追求的目标。

一、微创的基本概念

目前，微创（minimally invasive）仍没有统一的定义和标准。理论上，微创是指把手术对人体局部或全身的损伤控制到最小的程度，而又能取得最好的治疗效果的手术。实际上，不同时期对微创的理解和要求是不同的。历代外科学家都强调手术过程中应该尽量保护正常的机体组织结构不受损伤与破坏，如手术时不要用粗线做大块组织的结扎，尽量避免对内脏、组织的夹持或牵拉；手术切口应选择在最接近病变的部位，尽量采取小切口，不要任意扩大切口；能用简单手术达到治愈疾病者绝不采用更大且复杂的手术方法来处理。随着时代的进步及科学技术的发展，各种先进医疗设备和器械的开发及应用支持着微创外科的进步和发展，但是手术方法的改进与变革并不一定就是"微创"，因为手术是一把双刃剑，手术医生必须充分发挥其技术和智慧才能取得手术的成功并达到预期的效果，否则，微创技术临床应用一旦失败，其后果可能更加严重。如腹腔镜胆囊切除术并发胆管损伤就是典型的例子，应引起重视。

二、微创的基本要素

微创包括微创医学（Minimally Invasive Medicine, MIM）与微创外科技术（Minimally Invasive Surgery, MIS）。

微创医学（MIM）是将社会人文思想与医学微创理念融为一体的现代医学观念。前者强调医学要以人为本，病人至上，治病过程中要从人文关怀出发，在不违背医疗原则的基础上，确立以病人为中心的医疗方案，促进其心身全面康复；后者强调在诊断与治疗疾病的全过程，尽可能减轻或不损害机体内环境稳定。

微创外科技术（MIS）包括腔镜外科技术、内镜外科技术、介入超声技术和介入放射学技术，目前这些技术已应用于外科各个领域，将在本章各节详细介绍。微创技术的实施需要大量先进的医疗器械和设备的应用，如超声、CT、MRI、DSA、PET/CT等影像学检查；各种腔镜和内镜、机器人手术系统；经导管血管灌注术、经导管动脉内化疗栓塞术等介入放射学技术的应用，使微创技术更广泛地应用于更多外科领域，开创更多的手术方式，让更多的病人获益。

但要强调的是，虽然现代科技给当代医学带来了许多先进的医疗设备，催生了大量的新术式、新疗法，但是，由于医学是一门社会人文与自然科学息息相关的学科，具有一般自然科学涉及不到的某些难以解决的问题，特别是医生与病人之间的信任和沟通，会直接影响治疗的效果，有时还会发生医疗纠纷，导致经济损失和精神创伤，这是当今微创技术临床应用过程中特别需要注意的。

第二节　内镜技术

一、内镜技术的发展史

英文 "endoscope"（内镜）一词起源于希腊语，原意为窥视人体深部管腔的一种方法。从最初提出内镜的设想，而后经过早期的硬式内镜、半可屈式内镜以及纤维内镜，再到电子内镜，内镜技术前后经历了两百余年的发展与革新，至今已构成一套完备的体系，对消化系统、泌尿系统等疾病的诊断和治疗起到了革命性的推动作用。

二、内镜的基本原理和种类

随着制造技术的发展，现今内镜多采用电子内镜系统原理，即借助内镜顶端的电荷耦合元件（Charge-Coupled Device, CCD）将光信号转换成电信号，经视频系统处理后转换为监视器上的图像。

从性能和质地角度划分，内镜可分为硬式内镜和软式内镜。

（一）硬式内镜

包括膀胱镜、腹腔镜、胸腔镜、关节镜等，其结构固定，无法弯曲。虽然不能像软式内镜那样随意调节观测方向，但具有结构简单、操作方便、不易受损等多种优点，至今在临床上仍被广泛应用。

（二）软式内镜

包括胃镜、结肠镜、小肠镜、胆道镜、鼻咽镜及支气管镜等，其镜身及头端均可弯曲。术者在内镜直视下可进行活检及切除等操作。

三、内镜下的常用的诊断技术及治疗器械

（一）内镜下常用的诊断技术

1. 染色和放大

染色是指应用特殊的染料对胃肠道黏膜进行化学染色，从而提高病变检出率的方法。而放大则可将观察对象放大 60～170 倍。染色与放大技术联合应用可更准确地反映病变的特点，提高病变的检出率，有利于明确病变范围。

2. 电子染色技术

常用的窄带成像内镜（Narrow Band Imaging, NBI）技术，是将内镜光源所发出的红蓝绿光波中的宽带光谱利用滤过器过滤，仅留下窄带光谱对黏膜进行照射显像的方法。电子染色技术可增加黏膜上皮和黏膜下血管的对比度和清晰度，对早期黏膜病变、消化道肿瘤表面微血管形态以及炎症性黏膜改变等有较好的观察效果。

3. 内镜下造影技术

如内镜逆行胰胆管造影术（Endoscopic Retrograde Cholangiopancreatography, ERCP），膀胱镜下逆行输尿管肾盂造影术等扩展了常规 X 线造影技术的应用范围，提高了诊断准确率。

4. 活检

经内镜使用活检钳可获取组织标本进行病理诊断，从而为进一步治疗打下基础。

（二）内镜下治疗常用的器械

1. 高频电刀

是一种取代机械手术刀进行组织切割的电外科器械。它在与机体接触时，可通过电极尖端产生的高频高压电流使组织瞬时加热，实现对机体组织的分离和凝固，达到切割和止血的目的。

2. 激光

具有高亮度、单色性好、方向性强等特点，可用于组织的切割、凝固、止血、气化等。此外，正常组织与肿瘤等病变组织在激光激发后可产生不同波长的荧光，这一特性有助于早期肿瘤的诊断。

3. 微波

是一种频率为 300～300 000 MHz 的电磁波。在微波的作用下，生物组织中的极性分子（如水和蛋白质等），随外加电场的交变频率变化发生高速转动，从而产生热效应和非热效应，可用于理疗、热疗或者手术。

4. 射频

是一种高频交流变化电磁波。高于 10 kHz 的高变电流通过活体组织时，组织内离子

随高变电流产生振动在电极周围产生 90～100℃的高温，通过热传导使局部组织毁损。

5. 氩氦刀

是一种冷冻治疗仪，可使靶区组织的温度在 10～20 秒内迅速降到零下 140℃以下，然后快速升温至 30～35℃，从而使病变组织毁损。

四、内镜技术在外科中的临床应用

（一）内镜技术在消化外科中的应用

1. 胃镜

随着内镜技术的完善，食管、胃息肉及早期癌症的诊断率已明显提高。胃镜下可使用高频电刀对病变进行切除，也可采用内镜下黏膜切除术（Endoscopic Mucosal Resection, EMR）、内镜黏膜下剥离术（Endoscopic Submucosal Dissection, ESD）对此类疾病进行治疗。近年来内镜下扩张及支架置入技术发展迅速，为肿瘤引起的食管狭窄、术后吻合口狭窄等疾病的治疗提供了一种微创、有效的治疗手段。另外，胃镜下采用套扎、栓塞及硬化等技术也可有效治疗食管胃底静脉曲张。

2. 十二指肠镜

经十二指肠镜的逆行胰胆管造影术及内镜下十二指肠乳头括约肌切开术（Endoscopic Sphincterotomy, EST）近年来快速发展，现已成为胰胆系统直接造影及处理胆管结石的主要方法。

3. 小肠镜

可分为双气囊小肠镜、单气囊小肠镜等，常用于不明原因消化道出血、放射性小肠损伤、胶囊内镜未明确的小肠病变等疾病的诊断，也可用于息肉切除、活检等。

4. 大肠镜

随着大肠镜操作技术的进展，可于大肠镜下采用高频电刀切除、EMR、ESD 对大肠息肉及早癌进行治疗。大肠癌导致的肠梗阻亦可采用支架暂时解除梗阻，为进一步手术创造条件。

5. 胆道镜

可用于胆道疾病的诊断、活检、止血以及结石和异物的取出，也可联合球囊用于扩张狭窄的胆管。

6. 胶囊内镜

口服内置摄像与信号传输装置的智能胶囊，使之在消化道内运动并拍摄图像，通过体外的图像记录仪和影像工作站阅读胶囊内镜所拍摄的照片对病人的病情做出诊断。

7. 超声内镜（ultrasonic endoscope）

可在内镜引导下，于消化道腔内对消化道及消化道周围的脏器进行超声扫描，其在消化道肿瘤分期、消化道黏膜下肿瘤诊断、胰腺和胆道疾病的诊断等方面极具价值。

8. 共聚焦激光显微内镜

是一种全新的内镜检查技术。它在普通内镜的末端加装一个极小的激光共聚焦显微镜，使得对活体组织的显微观察能够达到与组织学样品的体外显微成像相当的放大倍数和分辨率，可以实时显示检测部位的细微结构，使内镜检查与组织学检查同步。

（二）内镜技术在泌尿外科中的应用

泌尿外科是内镜技术应用最为广泛的临床科室之一，约 90% 以上的泌尿外科手术均可通过内镜来完成。经皮肾镜、输尿管镜、膀胱镜或腹腔镜，可采用气压弹道、液电、超声波、激光等方法碎石，清除绝大多数肾、输尿管或膀胱结石。

自 20 世纪 70 年代以来，经尿道前列腺电切术已经成为治疗良性前列腺增生症的标准术式。

此外，内镜技术在泌尿系肿瘤的治疗中占有重要地位。膀胱癌根据其不同分期，可以选择不同的内镜治疗，如浅表性膀胱癌可经尿道作膀胱肿瘤电切术。

（三）内镜技术在胸外科中的应用

支气管镜在胸外科主要用于支气管病变的诊断和切除、止血或支气管狭窄球囊扩张等。

（四）内镜技术在骨科中的应用

关节镜是一种观察滑膜、软骨、半月板以及韧带等关节内部结构的内镜，主要用于关节内疾病的诊疗。此外，还可采用脊柱内镜行侧路或后路的脊柱微创手术，具有组织损伤小、出血少、脊柱稳定性能破坏小、术后疼痛轻、住院时间短等优点。

（五）内镜技术在神经外科中的应用

神经内镜自 20 世纪 60 年代开始应用于神经外科疾病的诊疗，现已用于脑积水、颅内囊肿、颅内血肿、脑室及室旁肿瘤、垂体腺瘤、颅咽管瘤等神经外科疾病的治疗。

第三节 腔镜外科技术

一、概述

1910 年瑞典的 Jacobaeus 首次将腔镜（laparoscopy）用于观察人的腹腔。1938 年匈牙利的 Veress 发明了弹簧安全气腹针并一直沿用至今。20 世纪 50 年代，英国物理学家 Hopking 发明了柱状透镜使光传导损失减小，腹腔镜的图像更为清晰，极大地促进了腹腔镜在妇科、消化内科疾病诊断和治疗中的应用。在 20 世纪 60—70 年代，德国的 semen 使用自己设计的自动气腹机、冷光源、内镜热凝装置及许多腹腔镜的专用器械施行了大量的妇科腹腔镜手术。1987 年法国的 Mouret 用腹腔镜在为一妇女治疗妇科疾病的同时切除了病变的胆囊。从此，开启了以腹腔镜手术为代表的微创外科时代。

进入 21 世纪以来，腔镜手术已在外科各个专科展开。而且随着经验的积累与设备的进步，出现向更加微创化、美容化发展。

二、腹腔镜外科手术设备、器械与基本技术

临床上应用的腔镜很多，如胸腔镜、腹腔镜、宫腔镜和关节腔镜等，其基本构件和操作原理相似。此处主要介绍腹腔镜。

（一）腹腔镜图像显示与存储系统

该系统由腹腔镜镜头、高清晰度微型摄像头、数模转换器、高分辨率显示器、全自动冷光源和图像存储系统等组成。

1. 腹腔镜镜头

腹腔镜是用 Hopking 技术制造的光学系统，光线通过组合的石英玻璃柱束传导并经空气透镜组折射而产生极其明亮清晰的图像，几乎不出现失真。临床上常用直径 10 mm，镜面视角 0° 和 30° 的腹腔镜。

2. 微型摄像头及数模转换器

腹腔镜接上摄像头，其图像通过光电耦合器（CCD）将光信号转换成数字信号，再通过数模转换器将信号输送到显示器上将图像显示出来。目前还有三晶片（3CCD）制成的摄像头，将光线的三原色通过透镜的折射分开传输后再合成，这样可使图像色彩的还原更加逼真，并可使图像的清晰度达到 800 线以上水平。

3. 显示器

目前已有全数字显示器，光信号通过 CCD 转换成数字信号经逐行扫描直接在显示器上显示出来，其图像的水平解析度可达 1 250 线。目前应用最普遍的是模拟显示器，图像通过 CCD 处理后的数字信号，再通过数模转换器转换成模拟信号后在显示器上显示出来，其图像的水平解析度达 800 线以上。

4. 冷光源

冷光源通过光导纤维与腹腔镜相连以照亮手术野，它可以自动控制或手动控制，使用的灯泡有氙灯、金属卤素灯、氩灯、金属弧光灯等。灯泡的热量通过机器内的强力排风扇排出及光导纤维的传导散热，以防烫伤腹腔内器官。

5. 录像机与图像存储系统

高质量的录像机有 β-录像机和 S-VHS 录像机，亦可用画质较低的家用 VHS 录像机。手术图像的存储，可用专业用的图像捕捉卡及相应的软件，将手术录像实时捕捉并存储在电脑硬盘上，可进行录像或图像的编辑与处理，并可刻录成光盘保存。

（二）CO₂气腹系统

建立 CO_2 气腹的目的是为手术提供足够的空间和视野，是避免意外损伤其他脏器的必要条件。整个系统由全自动大流量气腹机、二氧化碳钢瓶、带保护装置的穿刺套管鞘、弹簧安全气腹针组成。

（三）手术设备与器械设备

主要有高频电凝装置、激光器、超声刀、腹腔镜超声、冲洗吸引器等。手术器械主要有电钩、分离钳、抓钳、持钳、肠钳、吸引管、穿刺针、扇形牵拉钳、持针钳、术中胆道造影钳、打结器、施夹器、各类腔内切割缝合与吻合器等。

（四）基本技术

1. 建立气腹

（1）闭合法

在脐下缘作弧形或纵形切口，长约 10 mm 达皮下，在切口两侧用巾钳或手提起腹壁，将气腹针经切口垂直或向盆腔斜行刺入腹腔，针头穿过筋膜和腹膜时有两次突破感，穿刺进腹后可采用抽吸试验、负压试验或容量试验证实气腹针已进入腹腔，即可向腹腔内注入二氧化碳气体，至预设压力 13 mmHg，气腹即完成。

（2）开放法

在脐下缘作弧形或纵形切口，长约 10 mm 达深筋膜，在直视下打开腹膜，用手指明确进入腹腔及腹壁下没有粘连后，置入套管连接充气管建立气腹。

2. 腹腔镜

下止血电凝止血是腹腔镜手术中的主要止血方式，有单极和双极电凝两种。

其他有钛夹、超声刀、自动切割吻合器、闭合器、热凝固、内套圈结扎及缝合等。

3. 腹腔镜下组织分离与切开

组织分离是腹腔镜手术中重要的步骤，分离得好，解剖结构就清楚，手术中出血就少。腹腔镜手术分离组织结构时，不像开腹手术那样，可以用手触摸感觉组织的致密与疏松，只能借助于手术器械。组织分离与切开的方法主要有电凝切割、剪刀锐性剪开、超声刀凝固切割、分离钳钝性分离、高压水柱分离等。

4. 腹腔镜下缝合

腹腔镜下缝合是腹腔镜手术中难度较高的操作技术，是手术者必须掌握的手术技巧，需经过一定时间的体外训练和手术实践。传统手术的缝合技术同样可以在腹腔镜下应用。几乎所有的缝合针线均可用于腹腔镜手术，缝针通过穿刺套管鞘进入腹腔后，用持针器夹住缝针，分离钳提起组织同常规方法一样进行缝合。缝线打结方法有腔内打结与腔外打结两种。

5. 标本

取出小于或略大于套管鞘的标本可以直接用标本袋从套管鞘内取出。如标本较大可将操作孔扩大或另作一小切口用标本袋取出。

三、腹腔镜外科手术适应证及常用的手术

早年，腔镜主要用于腹腔探查，对疾病进行诊断。近 20 年来，腹腔镜手术在临床上广泛地应用于外科疾病的治疗。主要适应证包括炎性疾病（如胆囊炎、阑尾炎）、先天性发育异常（如小儿巨结肠）、外伤及良性肿瘤等。常用的手术包括腹腔镜胆囊切除术、结肠切除术（良性肿瘤）、阑尾切除术、食管反流手术（Nissen 手术）、小肠切除术、疝修补术、甲状腺手术、胃部分（楔形）切除术、脾切除术、胰腺尾部切除术、淋巴清扫术、肝楔形切除术（良性肿瘤）等。现在腹腔镜下恶性肿瘤切除所占比例逐年增加，结直肠癌根治性切除术、胃癌根治术等越来越普及。而胰十二指肠切除术（Whipple 手术）、解剖性半肝切除术、供肝切取术、供肾切取术、血管动脉瘤切除或转流术等，近几年发展迅速，很多医院已经开展。

四、腹腔镜手术的并发症

腹腔镜手术的创伤微小并不等于它的手术危险也是微小的，腹腔镜手术除了可能发生与传统开腹手术同样的并发症以外，还可发生腹腔镜技术所导致的特有并发症。

（一）CO_2 气腹相关的并发症与不良反应

腹腔镜手术一般用 CO_2 气体来建立气腹。气腹的建立必将对心肺功能产生一定程度的影响，如膈肌上抬、肺顺应性降低、有效通气减少、心排血量减少、下肢静脉淤血和内脏血流减少等，并由此产生一系列并发症，包括皮下气肿、气胸、心包积气、气体栓塞、高碳酸血症与酸中毒、心律不齐、下肢静脉淤血和血栓形成、腹腔内缺血、体温下降等。

（二）与腹腔镜手术相关的并发症

1. 血管损伤

术中血管损伤可发生于各种腹腔镜手术中，暴力穿刺是损伤后腹膜大血管的主要原因，其他则发生在手术操作过程中。根据损伤血管的部位，大致可分为以下三类：

1）腹膜后大血管，包括腹主动脉、下腔静脉、髂动静脉、门静脉等大血管，虽然这类损伤发生率较低，但死亡率很高。

2）腹壁、肠系膜和网膜血管等。

3（手术区血管，如在行 LC 时损伤肝蒂血管，包括肝动脉、门静脉和胆囊动脉及其分支等。

2. 内脏损伤

腹腔镜术中内脏损伤并不少见，常因术中未能得到发现，术后发生腹膜炎等严重并发症而又未能及时确诊，造成严重后果。根据损伤脏器的不同可分为两类：①空腔脏器损伤：包括肝外胆管、小肠、结肠、胃、输尿管和膀胱等；②实质性脏器损伤：包括肝、脾、膈肌、肾、子宫等。

3. 腹壁并发症

腹腔镜手术的腹壁并发症主要是与戳孔有关，有戳孔出血与腹壁血肿，戳孔感染、腹壁坏死性筋膜炎和戳孔疝等。

五、机器人外科技术

20世纪80年代腹腔镜的出现使微创技术取得了长足的进步，在此基础上，手术机器人的研发与应用开启了微创外科新纪元。达·芬奇手术机器人是目前世界上最有代表性可以在腹腔手术中使用的手术机器人系统，也是目前世界上最复杂，最昂贵的手术系统之一。

（一）机器人系统的组成

1. 医师操作台

该操作台是系统的控制中心，由计算机系统、监视器、操作手柄及输出设备等组成。

2. 床旁机械臂手术系统

床旁机械臂手术系统包括2～3只工作臂及一只持镜臂，持镜臂用于手术中握持腹腔镜物镜，工作臂用于完成手术中各种操作。

3. 3D 成像系统

内装 Da Vinic 系统的图像处理设备，并配有监视器，还可放置辅助手术设备（如二氧化碳充气系统）一个双高强光源系统，一个 CCD 摄像系统。

（二）微创外科手术机器人系统的优势

与传统腔镜相比：

1）视觉角度：手术机器人的3D图像具有更精细操作的空间定位，改善了手术操作的掌控力。

2）人机工程学角度：手术机器人系统中的外科医生站在主操作台控制手术，具有较好的舒适性。

3）操作度：微创外科机器人系统能滤除外科医生手部抖动，手术更加精确，可进行微细操作。

4）灵活度：可避免器械碰撞与三角操作问题，还能实现自动缝合等操作，节省时间，灵活度高。

5）触觉：传感器可测出组织与器械间的接触力，外科医生可感受到接触力的大小和方向。

6）远程手术：机器人外科技术为跨地域远程手术提供了可能性。

第四节　介入放射学技术

介入放射学技术（interventional radiology technique）是以影像学为基础，在 X 线、超声、CT、MRI 等影像诊断设备的引导下，利用穿刺针、导管、导丝及其他介入器材，对疾病进行诊断或治疗的微创技术。这种方法具有创伤小、定位准确、并发症少等优点，是外科微创技术的重要组成部分。

一、分类

根据治疗领域不同，分为经血管介入技术与非经血管介入技术两类。

（一）经血管介入技术（vascular interventional technique）

在影像设备的引导下，利用专用的介入器材，通过 Seldinger 技术建立经皮血管通道，将特定导管选入靶血管，进行造影诊断和治疗的技术，包括药物灌注、栓塞、球囊扩张或支架置入等（图 11-1）。

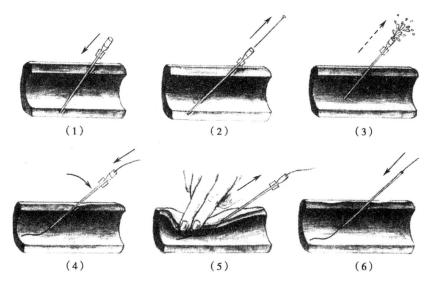

（1）　　　　　　　　（2）　　　　　　　　（3）

（4）　　　　　　　　（5）　　　　　　　　（6）

图 11-1　Seldinger 技术示意图

（1）用带有针芯的穿刺针穿刺动脉血管前后壁；（2）拔去针芯，后退针鞘；（3）发现有明显的搏动性喷血；（4）将导丝经穿刺针鞘引入血管，插入足够长度的导丝；（5）拔去针鞘，压住穿刺点，防止血液外渗；（6）引入带有扩张器的导管鞘

（二）非经血管介入技术（non-vascular interventional technique）

在影像设备的引导下，对非心血管部位进行介入性诊断和治疗的技术，包括经皮穿刺活检术、经皮实体肿瘤消融术、经皮穿刺实体肿瘤放射性粒子置入术、经皮穿刺引流与抽吸术、腔道狭窄扩张成形术及支架置入术、椎体成形术、神经阻滞术等。

二、外科常用介入技术

（一）经血管介入技术

1. 经导管血管灌注术（Transcatheter Vascular Infusion, TVI）

经导管将药物直接注射到靶器官的供血动脉或回流静脉，以提高病变局部的药物浓度，减少药物的毒副作用。临床常用于下列情况。

（1）恶性肿瘤

应用较为广泛，适用于全身各部位的恶性实体肿瘤的治疗，包括无法切除的恶性肿瘤的姑息性治疗，术前化疗、术后预防性或复发性肿瘤的局部化疗等。给药方式主要包括一次性给药及经导管药盒系统长期给药。

（2）消化道出血

适用上、下消化道出血的诊断与治疗，特别是对出血部位不明确时可先造影确定出血部位后再作止血治疗，如胃十二指肠、小肠、结肠、胆道等部位的出血。

（3）器官缺血性病变

如脑血管痉挛、急性非闭塞性肠系膜血管缺血；由于药物、冻损伤等引起的周围血管痉挛和雷诺病引起的肢体缺血性病变，通过介入导管注入血管解痉药物如硝酸甘油、罂粟碱等，以解除或改善动脉痉挛引起的器官血供障碍。

（4）动脉血栓形成

通过导管注入溶栓剂如尿激酶、链激酶到靶血管，以及时快速溶解心、脑、肺、肾、肠管和四肢等相应病变器官的血管内血栓。下列情况禁用溶栓剂：消化道出血、外伤性出血、出血性脑梗死、妊娠、产后和月经期间等。

2. 经导管动脉内化疗栓塞术或栓塞术（Transcatheter Arterial Chemoembolization or Embolization, TACE or TAE）

前者是将抗肿瘤药物和栓塞剂（如碘油或固体栓塞剂）混合后通过导管注入肿瘤血管内，直接杀伤肿瘤细胞和引发肿瘤缺血坏死。常用于不可切除肝癌的姑息性治疗。后者常用明胶海绵颗粒（gelfoam）、聚乙烯醇（ivalon）颗粒或栓塞弹簧圈（coil）等固体栓塞材料。TAE主要适用于消化道出血、大咯血、外伤性大出血（如肝、脾、肾和后腹膜及骨盆），还适用于动脉瘤、脾功能亢进或各种动、静脉瘘等。

3. 经皮腔内血管成形术（Percutaneous Transluminal Angioplasty, PTA）

主要包括球囊扩张成形术和血管内支架置入术。球囊扩张成形术是采用球囊导管，通过球囊对狭窄段动脉壁进行有限度地扩张挤压，使病变段动脉壁伸展，动脉内膜和中膜部分断裂、分离，动脉外膜伸展超过其弹性程度，动脉管腔扩大，从而达到治疗的目的。血管内支架置入术是指在 X 线透视引导下，将金属内支架置入病变血管内的介入技术，其基本原理是利用支架的支撑力将狭窄的管道撑开，使其内径扩大，恢复血流通畅。起隔绝作用时，覆膜支架可对异常扩张的血管进行管腔重建，纠正病变血管的异常血流动力学。主要适用于动脉粥样硬化、大动脉炎（非活动期）、血管肌纤维发育不良、血管搭桥术或移植术后吻合口狭窄、巴德—吉亚利综合征等。

4. 经颈静脉肝内门体分流术（Transjugular Intrahepatic Portosystemic Shunt, TIPS）

以颈内静脉为穿刺入路，将导管经颈内静脉、上腔静脉、右心房、下腔静脉，插入肝静脉并在 X 线引导下由肝静脉穿刺门静脉，在肝脏内建立肝静脉与门静脉的通道，使门静脉内血液可直接流入肝静脉，降低门静脉压力，从而达到治疗门静脉高压症的目的。主要适用于门静脉高压症引起的上消化道出血、顽固性胸腹水等（图 11-2）。

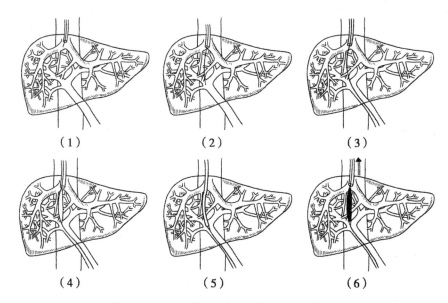

图 11-2　经颈静脉肝内门体分流术图示

（1）颈内静脉穿刺、肝静脉造影及测压完成后，穿刺肝静脉；（2）穿刺针通过肝实质，穿刺进入门静脉右干近端；（3）经穿刺针导管引入导丝，交换 SF 导管，之后行门静脉造影及门-腔静脉压力梯度测量；（4）经导丝交换球囊导管行分流道扩张；（5）经导丝交换，引入 10F 血管鞘及其扩张器，使其进入门静脉；（6）经 10F 血管鞘引入内支架，通过肝实质分流道，释放内支架，并以球囊扩张内支架

（二）常用的非经血管介入技术

1. 经皮经肝胆道引流术（Percutaneous Transhepatic Choledocho Drainage, PTCD）

在影像备引导下，经皮经肝穿刺肝内扩张的胆管，并置入导管进行胆道引流或减压。可作为不能耐受外科手术的急性梗阻性化脓性胆管炎暂时性外引流，也可作为肝门部胆管癌或胰头癌术前减轻黄疸、改善肝功能，以提高手术安全性的一种手段。对

于肝门部胆管癌不能手术之姑息治疗时，最好是将导管从肝内扩张的胆管插过癌肿的梗阻部位进入胆总管进行内引流。

在 PTCD 的基础上，可进一步行经皮胆管球囊扩张（balloon catheter technique）和经皮经肝胆道内支架置入术（percutaneous transhepatic biliary stent placement）。前者主要用于治疗胆道良性狭窄；后者大多是在 PTCD 引流胆汁几天后，再经引流管插入导丝，退出引流管，再沿导丝插入导管鞘到胆管内，对狭窄部位进行球囊扩张，而后再经导丝置入相应大小的支架。常用的支架或支撑物有网状金属内支架、螺旋状支架、Z 形金属支架和塑料内支架等。

2. 热消融术（thermal ablation）

在影像设备的引导下，将热消融电极穿刺至靶肿瘤组织内，通过消融电极对局部产生高温，使肿瘤发生凝固性坏死。主要包括微波消融术及射频消融术等。

3. 冷冻消融术（Cryosurgical Ablation, CSA）

其穿刺方法与上述两种方法相同，不一样的是 CSA 在肿瘤组织内产生超低温冷冻效应，可使肿瘤组织发生凝固性坏死。

4. 经皮脓肿或积液穿刺置管引流术（percutaneous catheter drainage）

在影像设备的引导下，将引流管置入脓腔或积液区内，用于治疗肝脓肿、腹腔内脓肿、盆腔脓肿或积液等。

（三）外科介入技术常见并发症

1. 经血管介入技术相关并发症

（1）穿刺并发症

常见为穿刺部位出血、血肿、血管内膜损伤或假性动脉瘤形成。故穿刺时务必注意病人的凝血功能状况，并选择合适的介入器材进行精细操作，以免并发症的发生。

（2）对比剂不良反应

仅有极少数病例会发生对比剂不良反应。常见的对比剂不良反应主要有：荨麻疹、支气管痉挛、明显的血压降低、抽搐、肺水肿、迷走神经反应、全身过敏样反应等。术前应充分水化，并遵循产品说明书中规定的剂量和适应证范围，对高危人群进行严格评估。

2. 非经血管介入技术相关并发症

主要有感染、出血、穿刺部位相关的组织和脏器损伤等，如肝肿瘤射频消融治疗导致的胆囊或肠管损伤，胸腔穿刺引流引起的气胸、肺损伤。另外还有穿刺所致脓肿破溃扩散、肿瘤种植播散等。

参考文献

[1] 陈孝平，汪建平．外科学 [M].8 版．北京：人民卫生出版社，2016.

[2] 赵玉沛，陈孝平，外科学 [M].3 版．北京：人民卫生出版社，2015.

[3] 吴孟超，吴在德，黄家驷．外科学 [M].7 版，北京：人民卫生出版社，2008.

[4] 吴肇汉，秦新裕，丁强．实用外科学 [M].4 版．北京：人民卫生出版社，2017.

[5] 彭文伟，现代感染性疾病与传染病学 [M].北京：科学出版社，2000.

[6] 陈孝平，陈义发，外科手术基本操作 [M].北京：人民卫生出版社，2007.

[7] 李乐之，路潜．外科护理学 [M].5 版．北京：人民卫生出版社，2012.

[8] 龙明，王立义，外科学 [M].7 版，北京：人民卫生出版社，2015.

[9] 石美鑫．实用外科学 [M].2 版．北京：人民卫生出版社，2005.

[10] 梁力建，外科学 [M].5 版．北京：人民卫生出版社，2004.

[11] 陈孝平，汪健平．外科学 [M].8 版．北京：人民卫生出版社，2013.

[12] 龙明．外科学 [M].7 版，北京：人民卫生出版社，2014.